»Das ist nicht Ich,
wovon die Kleider scheinen.«

Expressionistische Bilder

»Fine Art is the finest Investment.«

J. Paul Getty

»Das ist nicht Ich,
wovon die Kleider scheinen.«

Expressionistische Bilder

»Fine Art is the finest Investment.«

J. Paul Getty

Künstler des Expressionismus

ahlers collection

DUMONT

Umschlagabbildung:
Gabriele Münter, Bootsfahrt mit Kandinsky, 1909

Herausgeber: Adolf Ahlers AG

Projektleitung,
Kurator der Sammlung,
restauratorische Betreuung:
Peter Lipke, Bielefeld

Ausstellungsorganisation und Katalogredaktion:
Jutta Hülsewig-Johnen, Bielefeld

Ausstellungssekretariat: Gabriele Fröhling, Herford

Grafik-Design: Hendrik Albowitz, Paderborn

Umschlaggestaltung: Groothuis + Malsy, Bremen

Satz: Goar Engeländer, Paderborn

Fotos: Brigitte Wegner, Bielefeld/Düsseldorf

Reproduktionen: Krüger Repro digital, Bielefeld

Druck: Industrie + werbedruck, Hermann Beyer, Herford

Papier: Profi Star, 170 g, chlorfrei

Schrift: Sabon, Jan Tschichold, 1966

Buchhandelsausgabe: DuMont Buchverlag, Köln
ISBN 3-7701-4728-6
2. Auflage 1998
Printed in Germany

»Das ist nicht Ich, wovon die Kleider scheinen.«

Jan A. Ahlers

Unserer Ausstellung haben wir eine Zeile aus einem Gedicht von Paul Boldt aus dem Jahre 1913 vorangestellt. Geschrieben hat er es in Berlin, der Wirtschafts-, Mode- und Kunstmetropole des expressionistischen Jahrzehnts, zwei Jahre bevor Kirchner das Brandenburger Tor malte, das Leitmotiv für unsere Ausstellung und den Katalog – ein Bild, das gerade heute für uns von besonderer Bedeutung und Aktualität ist. Eine Firma stellt aus – so lapidar war zu Anfang unserer Planungen der Arbeitstitel für unser Vorhaben, die Kunstsammlung der Firmengruppe Ahlers mit einer Reihe von Ausstellungen, zunächst in deutschen Museen, erstmals einer breiten Öffentlichkeit bekannt zu machen. Ein solcher Titel erschien uns dann doch zu verwirrend für den Besucher, Leser oder Interessenten, denn wenn ein Textilunternehmen wie Ahlers ausstellt, dann liegt die Erwartung nahe, daß ›Kleider‹ gemeint sind, Entwürfe, Kollektionen, was immer man mit unserer Arbeit verbindet.

Es mag ungewöhnlich erscheinen, daß ein Textilunternehmen Kunst sammelt, und doch üben gerade Kunst und Mode seit jeher besondere Anziehungskräfte aufeinander aus – wie die Kunstgeschichte uns in zahlreichen Beispielen zeigen kann, und wie umgekehrt auch die Kulturgeschichte der Mode längst geschrieben worden ist. Die Nähe von Kunst und Mode ist also historisch legitimiert. Wenn sich aber dennoch ein Überraschungseffekt einstellt, daß ein Bekleidungshersteller, ein Hersteller von Männer-Mode, Einblick geben kann in eine Kunstsammlung, so nutzen wir dies natürlich umso lieber, um mit der Kunst auch auf unsere Mode aufmerksam zu machen.

Vielleicht suchen und finden Kunst und Mode auch gerade deshalb immer wieder die Nähe zueinander, weil sie nicht nur Luxus sind, sondern Bedürfnis – ein Bedürfnis für den Menschen unserer Zeit, sich mit seinen Visionen, seiner Sehnsucht nach neuen Formen und Farben einen individuellen Ausdruck zu geben, Erlebnisräume zu erschließen. Oder weil – wie es Goethe sagt – in der Kunst, wie im Leben, kein Abgeschlossenes beharre, sondern ein Unendliches in Bewegung sei.

*

Unser herzlicher Dank gilt den Autorinnen und Autoren der Katalogbeiträge:
Frau Dr. Annemarie Dube-Heynig, München; Frau Dr. Jutta Hülsewig-Johnen, Bielefeld; Herrn Dr. Armin Zweite, Düsseldorf; Herrn Dr. Stephan von Wiese, Düsseldorf; Herrn Dr. Wolfgang Henze, Wichtrach/Bern; Herrn Prof. Dr. h.c. Marcel Reich-Ranicki, Frankfurt.

Wir danken den Direktoren und Mitarbeitern der Museen, die unsere Ausstellung gezeigt haben:
Käthe-Kollwitz-Museum Berlin, Herrn Martin Fritsch; Städtische Galerie im Lenbachhaus, München, Herrn Prof. Dr. Helmut Friedel, Frau Dr. Annegret Hoberg; Wilhelm-Lembruck-Museum Duisburg, Herrn Dr. Christoph Brockhaus, Herrn Dr. Gottlieb Leinz; Schirn Kunsthalle, Frankfurt, Herrn Helmut Seemann, Frau Dr. Sabine Schulze; Kunsthalle in Emden (Stiftung Henri Nannen), Frau Dr. Andrea Firmenich; Kunsthalle Bielefeld, Herrn Dr. Ulrich Weisner, Frau Dr. Jutta Hülsewig-Johnen; Rupertinum Salzburg, Herrn Dr. Otto Breicha, Frau Dr. Margit Zuckriegl; Germanisches Nationalmuseum Nürnberg, Herrn Dr. G. Ulrich Großmann. Und wir danken Herrn Prof. Karl Ruhrberg für die Einführungsvorträge zu unseren Ausstellungen.

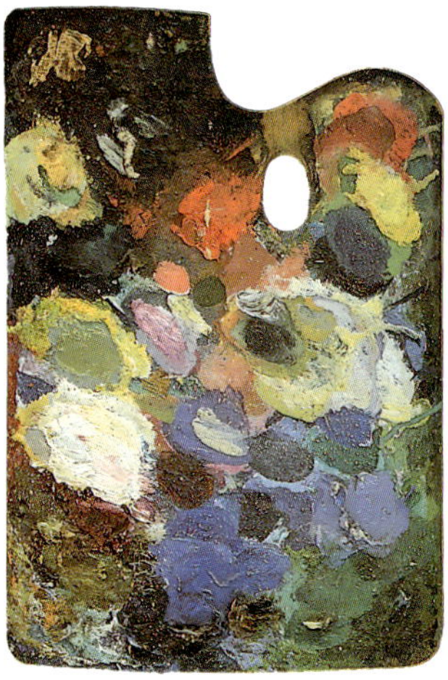

Palette von
Wassily Kandinsky
1910/11

»Nur das Notwendige stark zum Ausdruck bringen...«

Neue Künstler-Vereinigung München und Blauer Reiter 1908-1912

Armin Zweite

Auf eine gänzlich unpathetische Weise berichtete Wassily Kandinsky 1930 über das epochale Ereignis der künstlerischen Avantgarde im München der Zeit vor Ausbruch des Ersten Weltkriegs: »Den Namen ›Der Blaue Reiter‹ erfanden wir am Kaffeetisch in der Gartenlaube in Sindelsdorf; beide liebten wir Blau, Marc – Pferde, ich – Reiter. So kam der Name von selbst. Und der märchenhafte Kaffee von Frau Maria Marc mundete noch besser[1].« Daß dieser Name im Spätsommer 1911 gefunden wurde, läßt sich aus den erhaltenen Dokumenten mit großer Wahrscheinlichkeit schließen[2].

Der Bruch mit traditionellen Bildvorstellungen, wie sie noch um die Jahrhundertwende virulent waren, ereignete sich demnach in München mit einiger Verzögerung gegenüber den Vorgängen in Dresden, wobei freilich Voraussetzungen und Ziele der Brücke-Künstler völlig anders gelagert waren. ›Der Blaue Reiter‹, dessen Name sich lediglich mit zwei Ausstellungen und der Publikation des gleichnamigen Almanachs verbindet, trat erst Ende 1911 bzw. 1912 in Erscheinung. Beteiligt sind auch in diesem Fall mehrere Künstler, die allerdings nicht wie in Dresden einer Generation angehören. Die beiden dominierenden Gestalten, die in München den Ton angeben, sind, als sie sich Sylvester 1910 kennenlernen, 44 bzw. 30 Jahre alt. Während Franz Marc (geb. 1880) erst in dieser Zeit zu einem eigenen Stil findet, blickt Kandinsky (geb. 1866) bereits auf ein komplexes Werk zurück, obwohl er erst im Alter von 30

1. Wassily Kandinsky, Der Blaue Reiter (Rückblick). In: Das Kunstblatt, 14, 1930, S. 59, Anm.
2. Vgl. Klaus Lankheit, Der Blaue Reiter – Präzisierungen. In: Der Blaue Reiter, hrsg. v. Hans Christoph von Tavel. Kunstmuseum Bern 21. 11. 1986-15. 2. 1987, S. 223 ff.

Jahren den Entschluß gefaßt hatte, Maler zu werden. Auf Grund seiner größeren Erfahrung, seiner vielen internationalen Verbindungen und nicht zuletzt wegen seiner theoretischen Kenntnisse und Reflexionen muß man ihn als den führenden Kopf ansehen, ohne damit in irgendeiner Weise den Beitrag Marcs zum ›Blauen Reiter‹ schmälern zu wollen. Ganz im Gegenteil, viele Impulse gingen von ihm aus und insbesondere die praktische Umsetzung mancher Vorhaben verdankt ihm Entscheidendes. Nicht zu vergessen in dieser einmaligen Konstellation ist Gabriele Münter (geb. 1877), seit Anfang 1902 Kandinskys Studentin in der Malschule ›Phalanx‹ und seit 1903 seine Lebensgefährtin. Ihre wichtigsten Werke entstehen in diesen Jahren, wenngleich nicht zu übersehen ist, daß sie an den entscheidenden Diskussionen ästhetischer und kulturpolitischer Fragen wohl nur indirekt teilnimmt. Was sich indessen im Spätsommer 1911 in München abspielte und schließlich zur »ersten Ausstellung der Redaktion ›Der Blaue Reiter‹« in der Galerie Thannhauser vom 18. Dezember 1911 bis zum 1. Januar 1912 führen sollte, hat eine längere Vorgeschichte. Sie kann in diesem Rahmen nicht in aller Ausführlichkeit rekapituliert werden, vor allem verbietet es sich, die stilistische Genese der Beteiligten von den jeweiligen Anfängen zu skizzieren. Einige Hinweise sind indessen unumgänglich.

Kandinsky und Münter, die München seit 1904 immer wieder für kürzer oder länger verlassen und 1906/07 in Sèvres bei Paris gelebt hatten, machten im Sommer 1908 die alles entscheidenden Fortschritte in ihrer künstlerischen Arbeit. In der Rückschau sollte nämlich dem russischen Maler beinahe alles, was vorangegangen war, als problematisch erscheinen. »Ich habe damals«, so schrieb er 25 Jahre später an Grohmann, »innerlich sehr schwere Jahre gehabt, vielleicht besonders in Sèvres, viele schlimme Zweifel künstlerisch und auch rein persönliche Sachen. Die Befreiung kam erst 1908, als ich wieder nach München kam[3].«

Vergegenwärtigt man sich Kandinskys Werke aus dieser Phase, dann wird erkennbar, daß die Farben sich mehr und mehr von ihrer Funktion der Gegenstandsbezeichnung lösen und sich zu größerer Eigenwertigkeit emanzipieren. Außerdem isolieren sich die Sujets zunehmend gegenein-

3. Brief an Will Grohmann vom 18. August 1932. Hier zitiert nach Jonathan David Fineberg, Kandinsky in Paris 1906-1907. UMI Research Press, Ann Arbor 1984 (= Studies in the Fine Arts: The Avant-Garde, No. 44), S. 139, Anm. 5

4. Städtische Galerie im Lenbachhaus München, Dauerleihgabe der Bayerischen Landesbank. Vgl. Der Blaue Reiter im Lenbachhaus München. Katalog der Sammlung in der Städtischen Galerie, bearb. von Rosel Gollek. München 1982, Nr. 97

ander und erscheinen häufig nicht mehr als Teil eines erzählerischen Gesamtzusammenhangs. Diese Tendenz läßt sich an seinem Gemälde ›Das bunte Leben‹ von 1907, dem Hauptwerk seiner Pariser Zeit, besonders gut beobachten[4], aber bezeichnenderweise verwendet Kandinsky hier wie auch in anderen Fällen einen dunklen Grund, so daß die Temperafarben, aufgetragen in Flecken und breiten Strichen, nur verhalten leuchten. Die von den Fauvisten eingeleitete Befreiung der Farbe zu reinen Ausdruckswerten schlägt sich hier noch nicht nieder. Erst im Sommer des darauffolgenden Jahres trägt Kandinsky dem Rechnung, wobei der Umschwung sich in einer anderen Bildgattung, der Landschaft, vollzieht. In diesem Bemühen, das am Anfang der entscheidenden Werkphase des Malers steht, wurde er von einem Landsmann unterstützt, der ebenfalls 1896 zuerst nach München gekommen war, sich allerdings kaum mit Jugendstil und Symbolismus, sondern mit Van Gogh und Gauguin auseinandersetzte.

Alexej Jawlensky (geb. 1864), seit 1897 mit Kandinsky bekannt, durchlief in kurzer Zeit eine Entwicklung, die ihn rasch vom Realismus seines Petersburger Lehrers Ilja Repin wegführen sollte. Das mag teilweise durch Hinweise Marianne von Werefkins, seiner Lebensgefährtin, angeregt worden sein, dürfte jedoch seinen Grund vor allem in der Kenntnis der französischen Malerei haben[5]. Als er sich 1905 in der Bretagne aufhielt, entstanden Landschaften und Köpfe, die sich durch formale Vereinfachung und ein intensiv leuchtendes Kolorit auszeichnen. Hier und in anderen Darstellungen spürt man das Vorbild von Henri Matisse, den Jawlensky persönlich kennenlernte. Von Bedeutung sollte auch die Freundschaft mit dem Benediktinerpater und Malermönch Willibrord Verkade werden[6], den Jawlensky im Herbst 1906 in München traf und der einige Zeit mit ihm ein Atelier teilte. Verkade, ein Schüler Gauguins, und Paul Sérusier, der im Winter 1907/08 in München arbeitete, bestärkten Jawlensky darin, den kompositionellen Aufbau seiner Bilder zu vereinfachen und die Wirkung der Farben durch dunkle Konturierung zu erhöhen. Diese Umbruchsphase seines Œuvres verrät, wie er auf den Cloisonnismus Gauguins reagierte, wie er den kraftvollen Impetus Van Goghs verarbeitete, von dem Jawlensky wenig später ein bedeutendes Landschaftsbild erwarb[7], und wie er beide Komponenten

5. Vgl. Jürgen Schultze, Umgang mit Vorbildern. Jawlensky und die französische Kunst bis 1913. In: Alexej Jawlensky, 1864-1941, hrsg. v. Armin Zweite, Städtische Galerie im Lenbachhaus München, 13. 2.-17. 4. 1983. Staatliche Kunsthalle Baden-Baden, 1. 5.-26. 6. 1983, S. 73 ff.

6. Vgl. Adolf Smitmans, Verstummen inmitten der Avantgarde. Das Werk Willibrord Verkades 1903 bis 1927. In: Caroline Boyle-Turner, Jan Verkade. Ein holländischer Schüler Gauguins. Rijksmuseum Vincent van Gogh. Amsterdam 1989, S. 54

mit der ornamentalen Farbkonfiguration im Sinne von Matisse zu verschmelzen suchte.

Durch wiederholte Begegnungen kannten sich Münter und Werefkin, Kandinsky und Jawlensky recht gut, aber erst 1908 kam es zu einer in künstlerischer Hinsicht überaus fruchtbaren und folgenreichen Begegnung. Münter und Kandinsky waren im Frühjahr 1908 endgültig nach München zurückgekehrt und entdeckten bei einem Ausflug den Marktflecken Murnau, etwa 60 km südlich von München. Vom Staffelsee in der herrlichen Voralpenlandschaft und den bemalten Fassaden des Ortes waren sie so begeistert, daß man sich bald entschloß, im Spätsommer zu viert in dieser Gegend zu malen. 1911 schrieb Gabriele Münter rückblickend über diesen Studienaufenthalt: »Ich habe da nach einer kurzen Zeit der Qual einen großen Sprung gemacht – vom Naturabmalen – mehr oder weniger impressionistisch – zum Fühlen des Inhalts, zum Abstrahieren – zum Geben des Extraktes. Es war eine schöne, interessante, freudige Arbeitszeit mit vielen Gesprächen über Kunst mit den begeisterten ›Giselisten‹ (nach ihrem Wohnort in der Giselastraße wurden Werefkin und Jawlensky so genannt). Ich zeigte meine Arbeiten besonders gern Jawlensky – einerseits lobte er gern und viel, andererseits erklärte er mir auch manches – gab mir von seinem Erlebten und Erworbenen und sprach von ›Synthese‹. Er ist ein netter Kollege. Wir alle vier strebten sehr, und jeder einzelne entwickelte sich… Wir alle waren fleißig. Zu einer wertvollen Entwicklung hat es Kandinsky seitdem gebracht[8].«

Während Werefkins bildliche Arbeiten[9], die in diese Phase datiert werden könnten, im ganzen verhalten bleiben und die von den Freunden propagierte Eigenwertigkeit des Kolorits kaum aufgreifen, vielmehr den Farben vor allem Darstellungsfunktionen zuweisen und so indirekt die symbolistische Grundhaltung der Malerin eher betonen als infrage stellen, orientierte sich Kandinsky im ganzen weniger eindeutig als Münter an Jawlensky, der im Sommer 1908 die fortschrittlichste Position einnahm.

Die heute so augenscheinliche Modernität von Jawlenskys Œuvre, die sich so eindrucksvoll in seinen Bildern ab 1907/08 manifestiert, ist dabei keineswegs motivisch begründet. Sie resultiert vielmehr aus dem

7. Jawlensky kaufte das Gemälde ›Das Haus von Père Pilon‹ aus der Ausstellung bei Brakl, die im Spätherbst 1909 stattfand. Vgl. Walter Feilchenfeldt, Vincent van Gogh & Paul Cassirer, Berlin. The Reception of van Gogh in Germany from 1901 to 1914. Rijksmuseum Vincent van Gogh, Amsterdam 1988 (= Cahier Vincent, 2), S. 29

8. Vgl. Johannes Eichner, Kandinsky und Gabriele Münter. Von Ursprüngen moderner Kunst. München 1957, S. 89

bildnerischen Prozeß, nicht aber aus einer geistigen Utopie oder vorgefaßten Programmatik. Deshalb ist sein Werk im Vergleich mit Kandinskys Visionen in ikonographischer Hinsicht unerheblich. Es ist bei ihm vielmehr der Umgang mit Farben und Formen, der ihm selbst Klarheit über seine bildnerischen Absichten verschafft. Die physische Tätigkeit des Malens ist ihm anschauliche Reflexion über das Verhältnis des Motivs zu seiner Darstellung, über das Verhältnis von objektiver Gegebenheit zu subjektiver Gestaltung. Geistiges und körperliches Tun bleiben ungeschieden. Für Jawlensky scheint Konrad Fiedlers Wesensbestimmung des bildenden Künstlers zu gelten, wenn dieser, einer von Kant getroffenen Unterscheidung von Anschauung und begrifflichem Denken folgend, 1887 schreibt: »Gerade der Künstler wird sich bewußt sein, daß die höhere Entwicklung seines geistig-künstlerischen Lebens erst in dem Augenblicke beginnt..., in dem zur Tätigkeit des Auges und des Gehirns, die Tätigkeit der Hand hinzutritt. Dann erst betritt er die Bahn, auf der er sich aus Dunkelheit und Beschränkung zu steigender Klarheit und Freiheit emporarbeitet. Alle seine Begabung, alle seine Genialität entwickelt sich erst in diesem äußerlich wahrnehmbaren Tun, in dem sich nicht die Darstellung, sondern die Entstehung der künstlerischen Vorstellungswelt vollzieht[10].«

Demnach produziert der Künstler nicht mittels Farben und Formen eine schon vorher vorhandene Vorstellung. Diese entwickelt sich vielmehr erst bei bzw. in der Arbeit. Das Bild ist die künstlerische Vorstellung. Solche Überlegungen basieren auf der Einsicht, daß in der sinnlichen Wahrnehmung immer auch ein subjektives Moment bleibt. Zu einer bestimmten objektiven Daseinsform, zu einem realisierten Besitz des Bewußtseins vermag sich die vom Gegenstand losgelöste Sichtbarkeit erst zu entwickeln, wenn die Beziehung zur Natur von einer Anschauungsbeziehung zu einer Ausdrucksbeziehung wird, d.h. wenn der Übergang von bloßer Betrachtung zur bildnerischen Tätigkeit erfolgt[11]. Jawlensky ist offenbar mit derartigen Überzeugungen direkt oder indirekt sehr früh in Berührung gekommen; denn sie ähneln partiell jenen Vorstellungen, die er selbst mit dem Begriff ›Synthese‹ verband.

Jawlenskys Werke erscheinen daher auch wie Formulierungen gegen die Vielfalt und den raschen Wechsel, gegen geistreiches Aperçu und zu emphatischen Überschwang. Imaginäres und Phantastisches bleiben ebenso ausgeklammert wie der Versuch, zu einer Ästhetisierung und Ver-

9. Vgl. Bernd Fäthke, Marianne Werefkin. Leben und Werk, 1860-1938. München 1988
10. Konrad Fiedler, Über den Ursprung der künstlerischen Tätigkeit. In: Schriften zur Kunst, I, hrsg. von Gottfried Boehm, 2. Aufl. München 1991, S. 175 f.
11. Fiedler, a.a.O., S. 173

feinerung der Lebenswelt beizutragen. Weitgehend unbeeinflußt von den seinerzeit in München relevanten und als avantgardistisch geltenden Strömungen, suchte er nach eigenen Wegen und ging dabei durchweg vom unmittelbar Anschaulichen aus.

Ob und vor allem was Kandinsky von seinem Landsmann gelernt haben könnte, ist wegen des spärlichen Materials und einer im ganzen ungesicherten Chronologie für den Spätsommer bzw. Herbst 1908 schwer zu beantworten. Anscheinend wurde die in seinem Œuvre ohnehin zu registrierende Steigerung der Farbintensität durch Jawlensky zusätzlich motiviert. Das erklärt sich aus den gemeinsamen Quellen der zeitgenössischen französischen Malerei, aus denen beide, wenn auch aus unterschiedlichen Gründen schöpften. Andererseits scheint es aber auch so zu sein, daß Jawlensky in der Verdichtung der landschaftlichen Motive durch Begrenzung der Ausschnitte – ein Rezept, das vor allem Münter mit Erfolg praktizierte – eine Anregung Kandinskys aufgriff[12]. Dieser folgte einem solchen Schema ebenfalls, begann jedoch bald in seinen eindrucksvollen Naturstudien die gegenständlichen Bezüge mehr und mehr zu verrätseln. In Kandinskys Darstellungen dieser Phase paart sich expressive Gestik mit einem weitgehend von den realen Erscheinungen der repräsentierten Dinge abgelösten Kolorit. So ging er bald über die Absichten Jawlenskys hinaus, der mit dem Schlagwort ›Synthese‹ in erster Linie Vereinfachung gemeint haben dürfte. Die Bilder Kandinskys machen demgegenüber deutlich, daß die Ineinanderführung verschiedener Motivbereiche und die Umwandlung räumlicher Bezüge in flächige Korrespondenzen ein wichtiger Schritt auf dem Wege zur Deformation der wiedergegebenen Wirklichkeit und zur Auflösung ihrer Erscheinungsformen darstellte. Kandinskys Murnauer Landschaften bilden eine entscheidende Voraussetzung der Abstraktion, während Jawlenskys Werke aus dieser Zeit von 1908 bzw. 1909 auf eine noch strengere Stilisierung hinauslaufen.

Die gemeinsame Arbeit im bayerischen Oberland erstreckte sich über einen relativ kurzen Zeitraum von nur wenigen Wochen. Die im grundsätzlichen ähnliche Problematik, die sich in den Gemälden Jawlenskys, Kandinskys und Münters manifestiert, läßt immerhin erkennen, daß wohl zu Beginn dieses künstlerischen Dialogs Jawlensky die

12. So notierte Münter über diesen Murnauer Arbeitssommer: »K(andinsky) hatte mir einmal den Rat gegeben, kleine Ausschnitte zu wählen, nicht bloß immer große Landschaft – diesen guten Rat von K. befolgte er (Jawlensky) nach meinen Arbeiten.« Vgl. Annegret Hoberg, Gabriele Münter in München und Murnau 1901-1914. In: Gabriele Münter, 1877-1962, Retrospektive, hrsg. von Annegret Hoberg und Helmut Friedel. Städtische Galerie im Lenbachhaus München, 29. Juli-1. Nov. 1992, S. 32

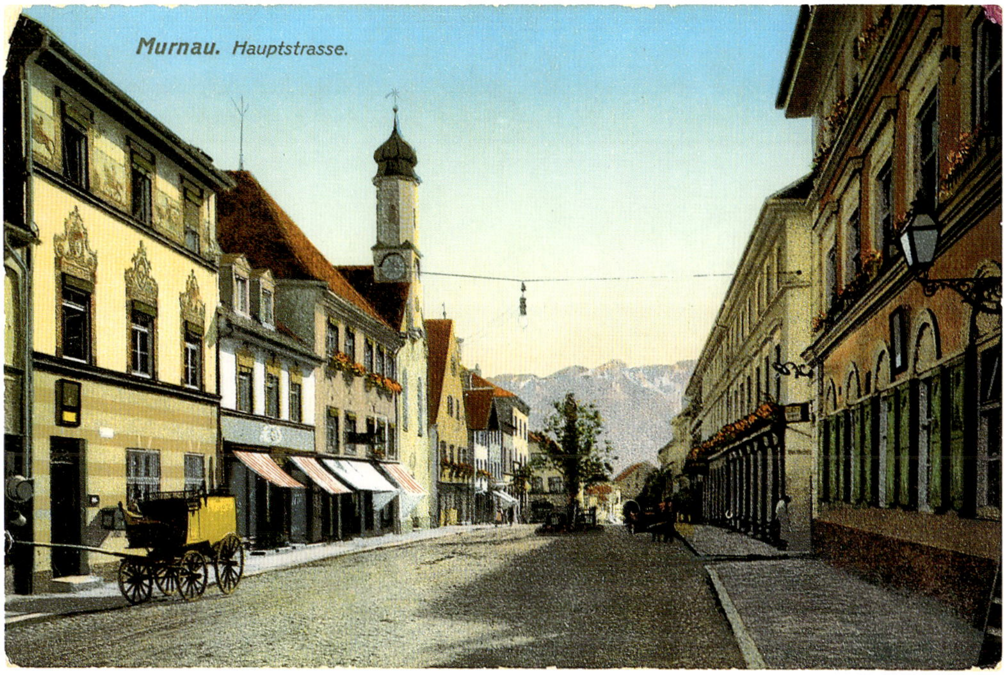

Murnau, Hauptstraße, Postkarte, um 1902. Wassily Kandinsky schildert in seinem 1908 entstandenen Bild: ›Murnau-Obermarkt mit Gebirge‹ (Abb. S. 57) eine ähnliche Motivsituation aus dem kleinen oberbayerischen Ort.

entscheidenden Vorgaben machte, die vor allem auf Gabriele Münter außerordentlich befreiend wirkten[13], aber auch Kandinsky ermutigt haben dürften, einen Weg einzuschlagen, der ihn indessen bald andere Ziele ansteuern ließ als sein russischer Landsmann. Der Diskurs der Moderne, wie er sich hier in der Verarbeitung von avantgardistischen Tendenzen spiegelt, weist jedoch auch eine völlig andere Komponente auf, die insbesondere für Münter und Kandinsky von nicht zu unterschätzender Bedeutung werden sollte.

Es war offenbar die Malerin selbst, die das Interesse ihrer Freunde und Kollegen auf die bayerische Volkskunst, d.h. insbesondere auf populäres Kunstgewerbe und Hinterglasmalerei lenkte und eine fruchtbare Auseinandersetzung mit diesen Phänomenen anregte, obwohl sie

13. Vgl. Gisela Kleine, Gabriele Münter und Wassily Kandinsky, Biographie eines Paares. Frankfurt 1990, S. 321 ff.; Hoberg, a.a.O. S. 32 ff.; Reinhold Heller, Innenräume: Erlebnis, Erinnerung und Synthese in der Kunst Gabriele Münters. In: Gabriele Münter, Retrospektive, a.a.O., S. 47 ff.

etliche Jahre später meinte, es wäre Jawlensky gewesen, der ihnen dafür die Augen geöffnet hätte[14]. Während sich jedoch Jawlensky kaum weiter interessiert zeigte und Werefkin nur einige unbedeutende Versuche in dieser Richtung unternahm, erschloß sich den beiden anderen ein neues Terrain, das in formaler und ikonographischer Hinsicht vor allem für Kandinsky weitreichende Konsequenzen zeitigen sollte[15]. Und für Münter lag in der verknappten schwarzen Umrißzeichnung und der Kombination homogener Farbflächen, in der bewußten Stilisierung von Figur und Umgebung sowie der Ausblendung räumlicher Bezüge ein Angebot, das sie für ihre eigene Malerei fruchtbar machte, denn viele ihrer bedeutendsten Darstellungen sind ohne stilistische Anleihen bei der volkstümlichen Hinterglasmalerei kaum denkbar.

Die Bemühungen der Künstler um die Volkskunst sind vor dem Hintergrund der avantgardistischen Kunst in Europa zu sehen.[16] Auf der Suche nach einer ungebrochenen Ausdrucksgestaltung entdeckten die Maler und Bildhauer um die Jahrhundertwende die außereuropäischen Kulturen, die Kunst der Naiven, der Kinder und der Geisteskranken. So ließen sich bekanntlich die Kubisten von afrikanischen Skulpturen und Masken inspirieren. Die Mitglieder der ›Brücke‹ richteten ihr Augenmerk auf die kultischen Objekte und Gebräuche Polynesiens. Den Tendenzen der Zeit folgend, besaß beispielsweise Jawlensky u.a. etliche japanische Holzschnitte. Und Münter und Kandinsky begannen anscheinend in dieser Zeit, eine Sammlung von Kinderzeichnungen anzulegen, die sich bis heute erhalten hat. Das Formenrepertoire, das man auf diesen so unterschiedlichen Gebieten ausmachte, das erregte und durch seine Fremdartigkeit überraschte, schien den Malern, ganz gleich ob sie nun in Paris, Dresden oder München arbeiteten, geeignet, die überlebten akademischen Traditionen zu zerstören und durch unverbrauchte Gestaltungsprinzipien zu ersetzen. Welche Ziele insbesondere Kandinsky dabei im einzelnen verfolgte, läßt sich an seinen Werken bzw. an seinen Aktivitäten bis 1914 ablesen. Der Versuch, sogar das eigene Leben zumindest zeitweilig am Dasein dörflicher Bevölkerung auszurichten,

14. 1933 notiert Münter, sie hätte auf der Reise nach Südtirol alte Volkskunst, »schön gemalte Materln und sowas« kennengelernt. »Aber Glasbilder, scheint mir, lernten wir erst hier (= in Murnau) kennen. Es wird Jawlensky gewesen sein, der zuerst auf Rambold und die Sammlung Kroetz aufmerksam machte. Wir waren alle begeistert für die Sache. Bei Rambold sah ich, daß und wie man es machen kann – und ich war in Murnau – und soviel ich weiß im ganzen Kreis die erste, die Glasscheiben nahm und was machte. Zuerst Kopien – dann auch verschiedene eigene … Ich war entzückt für die Technik und wie schön das ging und erzählte K(andinsky) immer davon, um ihn auch dazu anzuregen – bis er auch anfing und dann viele Glasbilder machte.« (Vgl. Hoberg, a.a.O., S. 34)

illusionär wie das letztlich bleiben mußte, verleitete ihn u.a. dazu, bei seinen Aufenthalten in Murnau bayerische Tracht anzulegen. Die einfachen Möbel, die für das von Münter im August 1909 erworbene Haus am Ortsrand angeschafft wurden, bemalten sie beide in bunten Farben mit dekorativen bzw. bewußt naiv gestalteten Motiven. Das alles korrespondierte mit dem Bestreben, in der Großstadt München auf kulturellem Sektor neue, richtungsweisende Akzente zu setzen. So sehr Kandinsky anfangs vom Jugendstil beeinflußt war, ab 1908 machte er entschieden Front gegen den Ästhetizismus einer raffinierten Schönlinigkeit und begann sich an den vermeintlich reinen Quellen von Kreativität zu orientieren.

Wie schon angedeutet, brachte Gabriele Münter das, was die Künstler motivierte und was auch in ihren eigenen Bildern zum Ausdruck kam, auf die Formel: »Weg vom impressionistischen Naturabmalen und hin zum Fühlen des Inhalts, zum Abstrahieren – zum Geben des Extraktes.« Dabei handelt es sich um die gängigen Schlagworte der Zeit. Begleitet wurde die gemeinsame Arbeit in Murnau von fruchtbaren Kunstdiskussionen, die sich im Herbst im Salon Marianne von Werefkins in der Giselastraße fortgesetzt haben dürften. Daß dabei sehr bald der Gedanke auftauchte, die Resultate öffentlich zu zeigen und sich für die Verbreitung der neuen ästhetischen Einsichten einzusetzen, liegt auf der Hand. Wer letztlich die Initiative zum formellen Zusammenschluß mit dem Ziel ergriff, ihren Bestrebungen mehr Gewicht nach außen hin zu verleihen, ist nicht bekannt. Die Erinnerung an die sezessionistischen Bewegungen, die jeweils Neues gegen die etablierten Einrichtungen durchsetzten, dürfte freilich bei allen, insbesondere auch bei Jawlensky eine wichtige Rolle gespielt haben. So wurde am 22. Januar 1909 die ›Neue Künstler-Vereinigung München‹ in das Vereinsregister eingetragen. Zu ihren Mitgliedern gehörten außer den bereits erwähnten Malern auch Adolf Erbslöh und Alexander Kanoldt, ferner einige Sammler und im Laufe des Jahres verschiedene andere Künstler wie z.B. Karl Hofer, Erma Bossi, Pierre Girieud, Paul Baum, Wladimir Bechtejeff

15. Vgl. Rose-Carol Washton Long, Kandinsky. The Development of an Abstract Style. Oxford University Press 1980, S. 75 ff. – Vgl. auch Ursula Schurr, Zur Bedeutung der Volkskunst beim Blauen Reiter. Phil. Diss. München 1976. Die Autorin stellt fest, daß um die Jahrhundertwende vor allem Epigonen als Hinterglasmaler tätig waren. Münter und den anderen waren solche Differenzierungen allerdings nicht wichtig, ihnen war es gleichgültig, ob es sich um autochthone Zeugnisse oder epigonale Arbeiten in Massenauflagen handelt. Wichtig waren ihnen nur Einfachheit, Innerlichkeit und Reinheit der Darstellung. A.a.O., S. 97 ff.

16. Vgl. Robert Goldwater, Primitivism in Modern Art, New York 1938; ders., Primitivism in Modern Art. Harvard University Press 1986; William Rubin (Hrsg.), ›Primitivism‹ in 20th Century Art. The Museum of Modern Art. New York 1984

und Moissej Kogan. Insgesamt eine sehr heterogene Versammlung von Leuten, die unterschiedliche Ziele verfolgten. Das Spektrum reichte dabei vom Spätimpressionismus (Baum) bis hin zu einem völlig entleerten Symbolismus (Girieud). Kandinsky und Jawlensky, Münter und Werefkin, Erbslöh und Kanoldt bildeten den eigentlichen Kern der Vereinigung, wobei die russischen Künstler dominierten. In den nachgelassenen Papieren Kandinskys befindet sich auch der Entwurf des Gründungszirkulars, das in sprachlich bereinigter Form im ersten Katalog der Vereinigung abgedruckt wurde: »...Wir gehen von dem Gedanken aus, daß der Künstler außer den Eindrücken, die er von der äußeren Welt, der Natur, erhält, fortwährend in einer inneren Welt Erlebnisse sammelt und das Suchen nach künstlerischen Formen, welche die gegenseitige Durchdringung dieser sämtlichen Erlebnisse zum Ausdruck bringen sollen – nach Formen, die von allem Nebensächlichen befreit sein müssen, um nur das Notwendige stark zum Ausdruck zu bringen, – kurz, das Streben nach künstlerischer Synthese, dies scheint uns eine Losung, die gegenwärtig wieder immer mehr Künstler geistig vereinigt...[17]«.

Die Unterscheidung zwischen äußeren Eindrücken und inneren Erlebnissen, die sich im Kunstwerk gegenseitig durchdringen, überrascht vor dem Hintergrund der damaligen theoretischen Diskussion ebenso wenig wie die Forderung nach Vereinfachung der Formen, um den Ausdruck zu steigern. Dabei ist der Formbegriff so abstrakt gefaßt, daß die Zielsetzung nicht mehr an ein bestimmtes Sujet gekoppelt erscheint. Letztlich geht es also darum, vom gegenständlichen Formenreservoir der Außenwelt zu einer absoluten, ungegenständlichen Bildform zu gelangen, in der beides zugleich gegenwärtig ist: der Reflex der Gegenstandsform und die absolute Bildform[18]. Das ist der Weg, den vor allem Kandinsky beschreiten wird, der aber auch für Münter und Jawlensky bis zu jenem Punkt gangbar blieb, wo die Abstraktion die Oberhand zu gewinnen beginnt. Zunächst jedoch ging es den Künstlern um ›Synthese‹, ein Begriff, den vor allem Jawlensky ständig im Munde geführt zu haben scheint und der von ihm als Synonym für künstlerische Einheit, harmonische Komposition, Einheit der Konzeption, Kohärenz der Farben und Formen usw. verstanden wurde[19]. Die programmatische Bedeutung des Begriffs läßt sich nicht zuletzt daran ablesen, daß er auf etwas

17. Neue Künstler-Vereinigung München e.V. Turnus 1909-1910. München: Moderne Galerie 1909. Abgedruckt in: Der Blaue Reiter im Lenbachhaus München, a.a.O. (Anm. 4), S. 388 ff.
18. Vgl. Jutta Hülsewig-Johnen, Seelenlandschaft – Zur Naturdarstellung des Expressionismus. In: »O meine Zeit! So namenlos zerrissen...« Zur Weltsicht des Expressionismus, hrsg. v. Jutta Hülsewig-Johnen. Kunsthalle Bielefeld 16. 11. 85-26. 1. 86, S. 56

abhebt, was auch in Frankreich diskutiert wurde: die Durchdringung von äußeren Eindrücken und inneren Erlebnissen und das Streben nach Formen, die sich von der Natur ablösen und von allem Nebensächlichen befreit sind, »um nur das Notwendige stark zum Ausdruck zu bringen…«, wie es im Gründungszirkular heißt. Daß man sich in München auf diesen kleinen gemeinsamen Nenner, eben Synthese, einigte und als Programm akzeptierte, erklärt sich aus der Tatsache, daß die der Vereinigung angehörenden Künstler sehr unterschiedliche Positionen einnahmen.

Das wurde auch bei der ersten Ausstellung der ›Neuen Künstler-Vereinigung Münchens‹ in Heinrich Thannhausers ›Moderner Galerie‹ im Dezember 1909 deutlich. Die kleine Auswahl von Arbeiten der Mitglieder wanderte anschließend durch etliche Galerien und Museen in Deutschland, ein außerordentlicher Erfolg, wenn auch die Tageskritik überwiegend ablehnend bis gehässig reagierte. Die zweite Ausstellung der ›Vereinigung‹ fand ebenfalls bei Thannhauser im September 1910 statt. Dazu lud man vor allem aus Paris verschiedene Künstler ein, u.a. Braque, Derain, van Dongen, Le Fauconnier, Picasso, Rouault, Vlaminck, David und Wladimir Burljuk. Die Werke der Münchner mußten sich nun in einem ganz anderen Kontext behaupten. Als Vorsitzender hatte offenbar Kandinsky die notwendigen Kontakte hergestellt und wohl auch dafür gesorgt, daß Texte von Le Fauconnier, den Brüdern Burljuk, von Redon und Rouault neben seinem eigenen Beitrag im Katalog abgedruckt wurden. Die Publikation, die nicht zuletzt auch in Paris Beachtung fand, bekam damit manifestartigen Charakter. Mit dieser 19
Ausstellung schien alles das eingelöst zu sein, was Jawlensky und Kandinsky sowie ihren Freunden und Mitstreitern vorschwebte. Während Le Fauconnier »die höchste Knappheit der Mittel um der höchsten Ziele willen« verlangt, greifen die beiden Burljuk in ihrer Apologie der französischen Malerei als einzige den Begriff ›Synthese‹ noch einmal auf, meinen damit aber letztlich nichts anderes als Vereinfachung. Odilon Redon definiert seine ›suggestive Kunst‹ als die »Bestrahlung verschiedener bildnerischer, einander näher gebrachter, vereinigter Elemente, Träumereien hervorrufend, die sie erleuchtet und zu der Sphäre des Gedankens emporlebt.« In ähnlicher Weise bezieht sich Kandinsky auf symbolistische Ideen, wenn er in seinem Beitrag Kunst als eine Sprache versteht, in der der Mensch zum anderen ›vom Übermenschlichen‹

19. Vgl. Gottlieb Leinz, Das Problem der ›Synthese‹ bei Alexej Jawlensky. In: Alexej Jawlenksy, Wasserburg, Ganserhaus 1979, S. 41 ff.; allgemein vgl. Hendrick R. Rookmaaker, Synthetist Art Theories. Amsterdam 1959

spricht. Sein Text ist überdies insofern aufschlußreich, als sich hier die Distanz zu den übrigen Münchner Malern mit aller Deutlichkeit abzeichnet. Der Gegensatz von objektivem Natureindruck und subjektiver Empfindung, der, wie es im Gründungszirkular heißt, in der Gestaltung des Bildes zur Synthese gebracht werden soll, weitet sich bei Kandinsky nun zu einem Zusammenstoß des Geistigen mit dem Materiellen aus. Malerei wird ihm zum ›Sprechen vom Geheimen durch Geheimes‹[20]. Mit solcher Terminologie hatte Kandinsky zweifellos jenes Terrain verlassen, auf dem er sich mit Jawlensky während ihrer gemeinsamen Arbeit in Murnau verständigt hatte. Letztlich ist es die symbolistische Unterströmung von Kandinskys Denken, die wieder Oberhand gewinnt und ihn den meisten Mitgliedern der Vereinigung zu entfremden beginnt.

Franz Marc hatte diese Ausstellung, die ebenfalls an verschiedenen anderen Orten in Deutschland gezeigt wurde, in München gesehen und sie wurde für ihn zu einer Offenbarung, die sich in einer begeisterten Rezension niederschlug. Darin formulierte Marc seine Übereinstimmung mit den Intentionen der Vereinigung, die er in einer »völlig vergeistigten und entmaterialisierten Innerlichkeit der Empfindung« erblickte. »Dieses kühne Unterfangen, die ›Materie‹, an der sich der Impressionismus festgebissen hat, zu vergeistigen, ist eine notwendige Reaktion, die in Pont-Aven unter Gauguin begann und bereits unzählige Versuche aufweist. Was bei diesem neuen, das die ›neue Künstlervereinigung‹ macht, uns so aussichtsreich erscheint, ist, daß ihre Bilder neben ihrem auf's Höchste vergeistigten Sinn höchst wertvolle Exempel für Raumaufteilung, Rhythmus und Farbentheorie enthalten[21].«

»Die völlig vergeistigte und entmaterialisierte Empfindung« – das ist das entscheidende Stichwort, dem sich auch Marc verpflichtet fühlte, und so versteht es sich von selbst, daß er Kontakt zu jenen Malern suchte, die das seiner Meinung nach auf höchst unterschiedliche Weise zum Ausdruck brachten. Die 2. Ausstellung der ›Neuen Künstler-Vereinigung Münchens‹ wirkte auf ihn wie eine Befreiung, da er hier eine Bestätigung seiner eigenen, wenn auch noch nicht sehr erfolgreichen bzw. überzeugenden Bemühungen sehen konnte.

Marc ist Münter und Kandinsky, von Werefkin und Jawlensky erstmals Sylvester 1910 begegnet. Bei allem Enthusiasmus für die Mitglieder

20. Vgl. Gollek, a.a.O. (Anm. 4), S. 393 ff.
21. Vgl. Franz Marc, Schriften, hrsg. von Klaus Lankheit. Köln 1978, S. 126
22. Wassily Kandinsky – Franz Marc. Briefwechsel, hrsg., eingeleitet u. kommentiert von Klaus Lankheit. München, Zürich 1983

der ›Neuen Künstler-Vereinigung‹ bemerkte er sehr bald, daß er vor allem in Kandinsky einen inspirierenden Gesprächspartner fand. Dieser fühlte sich seinerseits von den anderen Mitgliedern in zunehmendem Maße mißverstanden und dachte bereits Ende 1910 an Austritt. Am 10. Januar 1911 legte er den Vorsitz nieder. Demgegenüber gestaltete sich das Verhältnis zu Marc immer freundschaftlicher, so daß die Begegnung zwischen beiden zu einer Sternstunde der Kunstgeschichte wurde. Die nur etwa dreieinhalb Jahre dauernde, sehr intensiv geführte Korrespondenz läßt erkennen, daß sich trotz aller Unterschiede zwei kongeniale Persönlichkeiten getroffen hatten[22]. Der produktive und beide stimulierende Dialog schloß die anderen Mitglieder mehr und mehr aus. Das wurde schon im Februar deutlich. Als Marc nämlich Jawlensky seine letzten Bilder zeigt, ist er von dessen Begeisterung über die neuen Werke überrascht, denn er hatte erwartet, Jawlensky würde »eine leise Gegnerschaft gegen die Ziele der Vereinigung herausfühlen[23]«. Im Laufe des Sommers wurden die Gegensätze immer offensichtlicher. In einem weiteren Brief vom 10. August 1911 an Macke, den Marc seit Anfang 1910 kannte, äußert er sich über die problematische Zukunft der Gruppe. Marc möchte seinen Freund zum Eintritt in die Vereinigung bewegen, um die eigene bzw. Kandinskys Position zu stärken. »Ich sehe, mit Kandinsky, klar voraus, daß die nächste Jury (im Spätherbst) eine schauderhafte Auseinandersetzung geben wird und jetzt oder das nächstemal eine Spaltung, respektive Austritt der einen oder anderen Partei; und die Frage wird sein, welche bleibt. Wir wollen die Vereinigung nicht aufgeben, sondern unfähige Mitglieder müssen eben raus. (Es ist meine feste Überzeugung, daß Kanoldt, Erbslöh, Kogan sich über kurz oder lang als unfähig erweisen werden.) Mit der Stimmenzahl steht es leider so:

Kandinsky		Erbslöh
Münter	Kogan	Kanoldt
Marc	Bechtejeff	Dr. Wittenstein
Jawlensky		Dr. Schnabel
Werefkin		Frl. Kanoldt

Der wunde Punkt ist das von rechts nach links unten rollende Geld der Herren Erbslöh und Wittenstein. Natürlich spielt hier die Baronin die Rolle, nicht Jawlensky, aber der ist ein schwacher Mann[24]!« Schließlich kam es in den ersten Dezembertagen zum Eklat, als man bei der Vorbereitung einer neuen Ausstellung Kandinskys ›Komposition V‹ ausjurier-

23. August Macke – Franz Marc. Briefwechsel, hrsg. von Wolfgang Macke. Köln 1964, S. 45
24. A.a.O., S. 65

te, weil das Bild angeblich zu groß war[25]. Münter, Marc und Kandinsky haben daraufhin sofort die Vereinigung verlassen, ebenso Alfred Kubin, den Münter per Eilbrief dazu aufforderte, da er bei der Sitzung nicht anwesend war. Die Rolle, die Werefkin und Jawlensky spielten, ist nicht zweifelsfrei zu bestimmen. Zwar bekundeten sie ihre Solidarität mit Kandinsky und offenbar versuchte Marianne von Werefkin, den Bruch zu verhindern, um der Vereinigung nicht das Fundament zu entziehen. So waren es vor allem wohl Kanoldt und Erbslöh, die Kandinsky angriffen und so die Spaltung herbeiführten. Unklar jedenfalls sind die Gründe, warum Jawlensky und Werefkin sich nicht Kandinsky, Marc und Münter anschlossen. Maria Marc erwähnt in ihrem Brief an Macke »persönliche, menschlich vollauf begreifliche Gründe, die wir respektieren[26].«

Da Kandinsky und Marc aber schon seit längerem auf diesen Bruch vorbereitet waren und spätestens seit dem 4. November 1911 entsprechende Räume von Thannhauser zugesagt bekommen hatten[27], gelang es ihnen, die sich nun als Redaktion ›Der Blaue Reiter‹ bezeichneten, in kurzer Zeit eine Gegenausstellung zu organisieren, die gleichzeitig mit der 3. Manifestation der Neuen Künstler-Vereinigung stattfand.

Daß aus Sezessionen neue Sezessionen hervorgehen, Gruppen sich spalten, künstlerische Bewegungen zerfallen, ist für die Geschichte der Kunst des späten 19. und des frühen 20. Jahrhunderts nicht ungewöhnlich. Was indessen dem Konflikt in der ›Neuen Künstler-Vereinigung Münchens‹ Bedeutung verleiht, ist der zugespitzte Zeitpunkt im historischen Prozeß. Mit Kandinskys Namen verbindet sich die Geburt der gegenstandslosen Kunst. Hierin liegen wohl vor allem die Ursachen der Krise.

Möglicherweise schätzten die anderen Maler Kandinskys Entwicklung als Irrweg ein, da das gedankliche Fundament ihrer Arbeit, zentriert um den Begriff ›Synthese‹, eine völlige Eliminierung des Gegenständlichen ausschloß. Zwar hatte Kandinsky diesen Schritt 1911 noch keineswegs vollzogen, aber die Ablösung von den Naturmotiven inzwischen soweit getrieben, daß seine Bilder auf Unverständnis stießen, zumal Hauptwerke wie die so heftig umstrittene ›Komposition V‹ kaum noch an die Landschaftsstudien der Murnauer Anfangsphase erinnerten. Letztlich war es dann wohl der kosmologische Aspekt der Intentionen von Kandinsky und Marc, ihre Tendenz zu spiritueller Überhöhung und Transzendenz der Wirklichkeit, die den anderen mehr oder weniger unbegreiflich waren. Franz Marc bringt das in seinem Rückblick auf die

25. A.a.O., S. 83 ff.
26. A.a.O., S. 85
27. Vgl. Lankheit, a.a.O. (Anm. 2), S. 224

›Neue Künstler-Vereinigung München‹ unmißverständlich zum Ausdruck, wenn er schreibt: »Charakteristisch für die Künstler der ›Vereinigung‹ war ihre starke Betonung des Programms; einer lernte vom andern; es war ein gemeinsamer Wetteifer, wer die Ideen am besten begriffen hatte. Man hörte wohl manchmal zu oft das Wort ›Synthese‹. – Befreiend wirkten dann die jungen Franzosen und Russen, die als Gäste bei ihnen ausstellten. Sie gaben zu denken, und man begriff, daß es sich in der Kunst um die tiefsten Dinge handelt, daß die Erneuerung nicht formal sein darf, sondern eine Neugeburt des Denkens ist. – Die Mystik erwachte in den Seelen und mit ihr uralte Elemente der Kunst[28].«

In der Tat kam es bei der Vorbereitung von Ausstellung und geplantem Almanach zu fruchtbaren Diskussionen, an denen sich auch August Macke beteiligte. Marc und Macke kannten sich seit Anfang 1910 und pflegten bald ein enges freundschaftliches Verhältnis. Gabriele Münter traf Macke im Juli 1911 in Bonn. Kandinsky hatte im Sommer erstmals Arbeiten des jungen Rheinländers gesehen und beurteilte sie wohl insgesamt positiv, wie wir aus einem Brief Marcs vom 13. August 1911 an Macke wissen. Macke seinerseits war von Münter sehr angetan, spürte in ihrem Wesen und in ihrer Kunst aber auch Züge, die ihm fremd blieben. Voller Enthusiasmus äußerte er sich über die Werke Kandinskys. So schreibt er am 1. September 1911 an Marc: »Die Münter hat mir sehr gut getan. Ich denke mir ja Kandinsky so sehr als den geistigen Anreger auch ihrer Malerei, daß ich mit ihrer Ansicht, daß sie ganz persönlich arbeitet, genausowenig ganz übereinstimme, als ich mich ohne stark französischen Einfluß denken kann. Im übrigen verstanden wir uns gut. Ich habe das Gefühl, daß sie stark zum Geheimnisvollen (...) neigt. Es ist etwas ›Deutsches‹ darin, etwas Altar- und Familienromantik. Ich habe sie sehr, sehr gern. Aber lieber habe ich Kandinsky doch. Von seinem Bild bei uns geht auf die Dauer eine Strömung aus, die wunderbar ist. Er ist auch Romantiker, Träumer, Phantast und Märchenerzähler. Aber was er dazu ist, ist die Hauptsache. Er ist voll unbegrenzten Lebens. Die Flächen über die man hinträumt, sprühen und schlafen nie.« Die Konstellation Macke – Marc, Kandinsky – Marc und Münter – Macke bot anscheinend beste Voraussetzungen für eine produktive Zusammenarbeit und optimale Verständigung, als man sich in Murnau traf, um über die Ausstellung und die geplante Publikation zu diskutieren. Elisabeth Erdmann-Macke hat in ihren Erinnerungen an August Macke anschaulich darüber berichtet und sogar die wechselseitige Beeinflussung bei ein-

28. Franz Marc, Die ›Wilden‹ Deutschlands. In: Der Blaue Reiter. Dokumentarische Neuausgabe von Klaus Lankheit. Köln 1965, S. 30

zelnen Werken beobachtet. Allerdings finden sich dort auch Hinweise auf »die seltsamen Überempfindlichkeiten der Münter«, die das Freundesverhältnis nicht nur getrübt, sondern schließlich zerstört hätten. Wie immer man das im einzelnen bewerten mag, die Kontakte und der rege Austausch von Ideen, Plänen und ästhetischen Vorstellungen gewannen Ende 1911 konkrete Gestalt.

So ist die Ausstellung, veranstaltet von der Redaktion ›Der Blaue Reiter‹, in mehrfacher Hinsicht aufschlußreich[29]. Vertreten waren 14 Künstler: Bloch, D. u. W. Burljuk, Campendonk, Delaunay, Epstein, Kahler, Kandinsky, Macke, Marc, Münter, Niestlé, Rousseau und Schönberg. Von einer homogenen Gruppe kann nicht die Rede sein. Im Katalog findet sich eine Begründung dieses vermeintlichen Mangels an Konzept: »Wir suchen in dieser kleinen Ausstellung nicht eine präzise und spezielle Form zu propagieren, sondern wir bezwecken in der Verschiedenheit der vertretenen Formen zu zeigen, wie der innere Wunsch der Künstler sich mannigfach gestaltet.«

Beteiligt an dem Projekt waren nicht allein die Münchner Freunde, sondern auch einige Künstler, die in Deutschland noch nahezu unbekannt waren. Man richtete beispielsweise für Henri Rousseau (1844-1910), dessen Werke Kandinsky als Manifestationen der ›großen Realistik‹ bewunderte, eine Art Epitaph ein. Vermittelt wurden die Leihgaben für die Ausstellung bei Thannhauser durch Robert Delaunay (1885-1941), der selbst mit einer Reihe großer Kompositionen vertreten war. Vor allem seine Beteiligung hatte zur Folge, daß er in Deutschland einen großen Einfluß auszuüben begann[30]. Sein farbiger Kubismus – die von Apollinaire als ›Orphismus‹ bezeichnete Transformation des formalen Gerüsts eines Bildes in eine transparente Farbstruktur von ungewöhnlicher Leuchtkraft – wurde von vielen als ebenso vorbildlich empfunden wie seine Bevorzugung großstädtischer Sujets, wie sie beispielsweise auf der ersten Ausstellung des ›Blauen Reiters‹ in den Bildern ›Der Turm‹, ›Saint-Séverin‹ und ›La Ville No 1‹ und ›La Ville No 2‹ zum Ausdruck kam. Im Rückblick ist es nicht zuletzt die Beteiligung Delaunays, die dem ganzen Projekt epochale Bedeutung verlieh. Bereits lange vor der Ausstellung hatte sich Kandinsky mit Delaunay in Verbin-

29. Vgl. Janice McCullagh, The First Exhibition of the Blaue Reiter. In: Arts Magazine, 62, H. 1, September 1987, S. 46 ff.; Mario Andreas von Lüttichau, Der Blaue Reiter. In: Stationen der Moderne. Die bedeutenden Kunstausstellungen des 20. Jahrhunderts in Deutschland, hrsg. v. Eberhard Roters u. Bernhard Schulz. Berlinische Galerie, 25. 9. 88-8. 1. 89, S. 107 ff.

30. Vgl. Johannes Langner, Turm und Täufer. Delaunay, Kandinsky und Marc im Zeichen des ›Blauen Reiter‹. In: Delaunay und Deutschland, hrsg. von Peter-Klaus Schuster. Köln 1985, S. 208 ff.

dung gesetzt, um einen Beitrag für den Almanach zu erbitten.

Auf ähnliche Weise kam es zum Kontakt mit Arnold Schönberg (1874-1951), der 1911 sein theoretisches Hauptwerk ›Harmonielehre‹ veröffentlicht hatte, aber nicht nur als Komponist hervorgetreten war, sondern erstmals 1910 auch seine Gemälde zeigen konnte. Nach einem Schönberg-Konzert in München schrieb ihm Kandinsky im Januar 1911 einen Brief, der den Beginn eines regen Gedankenaustausches einleitete[31]. Zur Ausstellung wurde Schönberg eingeladen, weil Kandinsky an seinen Bildern die einfache und sichere Anwendung malerischer Mittel bewunderte. »Alle Ausschmückungen und Feinschmeckereien«, so schrieb er, »läßt er ohne Beachtung und die ›ärmste‹ Form wird in seinen Händen die reichste... Hier liegt die Wurzel der neuen großen Realistik. Die vollkommen und ausschließlich einfach gegebene äußere Hülse des Dinges ist schon eine Absonderung des Dinges vom Praktisch-Zweckmäßigen und das Herausklingen des Inneren[32].« Mit solchen Bemerkungen stellte Kandinsky Schönberg und Rousseau auf eine Stufe, fand aber mit seiner Einschätzung nicht ungeteilte Zustimmung. August Macke beispielsweise äußerte sich nur voller Hohn über die Bilder des Musikers.

So zufällig die Auswahl der Werke für die erste Ausstellung der Redakteure des geplanten Almanachs auch erscheinen mag, in der Konzeption Kandinskys zeichnete sich der Kontrast zwischen ›großer Abstraktion‹, vergegenwärtigt durch die Bilder Marcs, Delaunays, vor allem aber durch seine eigenen Werke, und ›großer Realistik‹ ab, wobei für diesen Komplex in erster Linie Rousseau und Schönberg, jedoch auch Niestlé, Kahler, Kubin und Münter einzustehen hatten, die Kandinsky folgerichtig als ›meine Antipoden‹ bezeichnete. In der Ausstellung bei Thannhauser konnte das freilich nicht anschaulich werden, da die großen Formate von Marc, Delaunay und Kandinsky dominierten und der Gegenpol zumindest optisch kaum in Erscheinung trat. Das war so deutlich zu spüren, daß beispielsweise Niestlé seine Darstellungen noch vor Ende der Ausstellung zurückzog und auch Schönberg zögerte, sich an weiteren Stationen des Projekts zu beteiligen, nachdem ihm eine Kollektivausstellung in Budapest angeboten worden war.

31. Arnold Schönberg – Wassily Kandinsky. Briefe, Bilder, Dokumente einer außergewöhnlichen Begegnung, hrsg. von Jelena Hahl-Koch. Salzburg u. Wien 1980; dies., Kandinsky, Schönberg und der ›Blaue Reiter‹. In: Vom Klang der Bilder. Musik in der Kunst des 20. Jahrhunderts, hrsg. von Karin von Maur. Staatsgalerie Stuttgart 1985/86, S. 354 ff.

32. Wassily Kandinsky, Über die Formfrage. In: Der Blaue Reiter, a.a.O. (Anm. 28), S. 172; zum malerischen Werk vgl. Thomas Zaunschirn, Der Maler Arnold Schönberg. In: Arnold Schönberg, Das bildnerische Werk, hrsg. von Thomas Zaunschirn. Klagenfurt 1991, S. 12 ff.

Bereits im Februar 1912 folgte eine zweite Ausstellung mit graphischen Arbeiten, nun allerdings in der Kunsthandlung Hans Goltz. Gezeigt wurden über 300 Aquarelle, Zeichnungen und Holzschnitte, Radierungen usw. Auch diesmal wurde auf internationale Beteiligung Wert gelegt, doch berücksichtigte man zugleich auch Brücke-Künstler. Erich Heckel, Ernst Ludwig Kirchner, Otto Mueller, Emil Nolde und Max Pechstein waren mit etlichen Darstellungen präsent und bildeten einen lebendigen Kontrast zu den Werken von Georges Braques, Pablo Picasso, Maurice Vlaminck, Natalia Gontscharowa, Michael Larionov, Kasimir Malewitsch und anderen. Integriert hatte man darüber hinaus eine Gruppe russischer Volksblätter aus dem Besitz Kandinskys, für den diese Darstellungen als Beispiele der großen Realistik ein besonderes Gewicht hatten. Im Unterschied zur Gemäldeausstellung schloß sich keine Tournee an. Lediglich das Kölner Museum zeigte die Auswahl im Mai-Juni 1912.

Trotz dieser Unausgewogenheiten, die zumindest bei der ersten Ausstellung auf die Hektik zurückgeführt werden müssen, mit der man das Projekt realisierte, bleibt festzuhalten, daß der ›Blaue Reiter‹ letztlich die persönliche Leistung zweier kongenialer Persönlichkeiten war. Ihre Vorstellungen brachten Marc und Kandinsky freilich im Almanach prägnanter zum Ausdruck, zumal sie mit den Plänen für die Publikation länger befaßt waren als mit den Ausstellungen selbst, von denen zumindest die erste ja auf den Effekt hin angelegt war, die in den Nebenräumen bei Thannhauser gezeigten Werke der ›Neuen Künstler-Vereinigung Münchens‹ nach Möglichkeit in den Schatten zu stellen. Dabei kam Delaunay eine besondere Bedeutung zu. Seine vier Bilder hatten für die neuesten Tendenzen der Pariser Avantgarde einzustehen. Auf Braque oder Picasso konnten Kandinsky und Marc nicht zurückgreifen, nachdem kubistische Werke beider auf der 2. Ausstellung der Künstler-Vereinigung gezeigt worden waren.

Überblickt man das Schaffen der Mitglieder der ›Neuen Künstler-Vereinigung‹, dann bestätigt sich der Eindruck, daß keiner von ihnen willens oder imstande war, über die einmal erreichten Positionen hinauszugehen. Einige kehrten zu einem müden Klassizismus zurück, andere wurden nach der Auseinandersetzung mit der ›Pittura metafisica‹ in den zwanziger Jahren zu wichtigen Exponenten der Neuen Sachlichkeit. Eine Ausnahme bilden die Darstellungen Jawlenskys. Ebenso wie Werefkin empfand er die Diskrepanzen zwischen den proklamierten Zielen der Vereinigung und den Leistungen der Mitglieder als allzu groß. So verwundert es nicht, daß beide Ende 1912 die Vereinigung verließen, deren Schicksal damit endgültig besiegelt war. Jawlensky jedenfalls bewahrte in dieser Phase ein strenges Konzept, was sich insbesondere an seinen Köpfen zeigt. An ihnen wird sein Hang zur Verknappung der Form und zur Ausblendung aller erzählerischen Momente greifbar. Dabei verbindet sich eine zunehmende thematische Beschränkung mit einer Steigerung des Kolorits. Starres Formengerüst und flüssiger Farbauftrag kontrastieren miteinander. Dennoch treten die hierarchischen Prinzipien in seinen Werken zunehmend deutlicher zutage. Die dargestellten Figuren verschwinden gleichsam im abgelösten Lineament. Bei aller Differenzierung von Bild zu Bild und von Detail zu Detail geht es dem Maler um Entindividualisierung. Darüber hinaus werden manche seiner Köpfe zu dämonischen Masken oder fremdartigen Idolen, deren Physiognomien Schrecken auslösen können oder aber trotz aller Expressivität wie neutralisiert anmuten, so als wäre ihr Hermetismus nicht zu durchdringen. Vor allem in seinen bedeutenden Arbeiten werden diese Momente des Rätselhaften und Beunruhigenden betont. Emotionalität und Sublimation, Sinnlichkeit und Abstraktion gehen in dieser Phase um 1911/1912, der wichtigsten seines Œuvres, eine Symbiose ein. Das Zwanghafte der Form, die von Spontaneität zeugende Farbigkeit, der starrende Blick seiner Köpfe und die gelegentlich zu beobachtende modische Staffierung treten in eine Wechselbeziehung und machen den Abstand zu gleichzeitigen Werken der Brücke-Maler jenseits aller offensichtlichen Berührungspunkte evident. Was seine Arbeiten der Zeit vor 1914 so bemerkenswert macht, ist die Tatsache, daß sich in ihnen emphatische Lebensbejahung und vehemente Lebensverneinung miteinander verschränken. Diese Spannung ließ sich für ihn nur an einem einzigen Sujet – dem menschlichen Antlitz – entfalten, da sich allein hier Unmittelbarkeit und Stilisierung, Zuwendung und Distanz, Sympathie und Indifferenz, ungemilderte Dämonie und gelöste Heiterkeit zum Ausdruck bringen ließen. Auf solchen Durchdringungen beruht letztlich die zwiespältige Wirkung der Köpfe. Wie viele seiner Zeitgenossen ist Jawlensky antimaterialistisch, wissenschafts- und zivilisationsfeindlich eingestellt. Er teilt damit Auffassungen, die sich in Kandinskys eschatologischen Visionen dieser Zeit eindrucksvoll manifestieren. An eine Erneuerung der Welt nach dem allseits erhofften Zusammenbruch unter rein geistigem Primat, wie Kandinsky das vorschwebte, glaubte er freilich nicht.

Blickt man von hier aus noch einmal auf die beiden Ausstellungen zurück, die Marc und Kandinsky bei Thannhauser und bei Goltz arrangierten, dann wird man festhalten müssen, daß die Durchsetzung der modernen Kunst sich in München in zwei Wellen vollzog[33], sieht man

33. Der Blaue Reiter. Dokumentarische Neuausgabe von Klaus Lankheit. Köln 1965, S. 256

von der Vorgeschichte im 19. Jahrhundert und der Gründung der Secession ab. Ohne die Aktivitäten der ›Neuen Künstler-Vereinigung Münchens‹ ist letztlich auch die Geburt des ›Blauen Reiters‹ kaum denkbar, da die 1909 gegründete Vereinigung ein Forum bildete, das es Kandinsky und Marc ermöglichte, in den aufbrechenden Konflikten ihre eigene Position zu bestimmen und ihre eigenen Ziele zu formulieren.

Mitte Mai 1912, also einige Zeit nach den beiden Ausstellungen, erschien der bereits erwähnte Almanach, eine der wichtigsten Programmschriften des 20. Jahrhunderts im deutschsprachigen Raum. Ihre Bedeutung liegt zweifellos in der Einbeziehung nicht nur von avantgardistischen Arbeiten, sondern auch von Beispielen der ägyptischen, ostasiatischen Kunst, von Volkskunst, von Kinderzeichnungen und Laienmalerei. Die in den Illustrationen angewendete Methode des synthetischen Vergleichs stellt die Werke der Naiven und ›Primitiven‹ als Schöpfungen dar, die aus derselben ›inneren Notwendigkeit‹ entstanden sind wie die Bilder der Avantgarde oder die Meisterwerke der Vergangenheit. Diese im Almanach auch optisch angestrebte Gleichstellung deutet auf ein Ende der europäischen Kunstgeschichte als Stilgeschichte hin, wie Felix Thürlemann in einer profunden Analyse gezeigt hat[34]. Kandinsky, dessen weit gespannte Interessen auch darin zum Ausdruck kommen, daß er für den 2. Band den Phänomenen von Reklame und Kitsch ebenso nachgehen wollte wie der Detailfotografie, bemühte sich von Anfang an um internationale Zusammenarbeit. So findet man nicht nur Beiträge der beiden Herausgeber, sondern auch Artikel von David Burljuk, August Macke, Arnold Schönberg, Thomas von Hartmann, Roger Allard und anderen. Kandinsky steuerte die umfangreichsten Texte bei, darunter den wichtigen Aufsatz ›Über die Formfrage‹, den Artikel ›Über Bühnenkomposition‹ und das Theaterstück ›Der gelbe Klang‹. Das reiche und vielschichtige Material kann hier nicht im einzelnen analysiert werden. Einige wesentliche Gesichtspunkte sind jedoch nicht zu unterschlagen.

Überblickt man die malerischen und graphischen Werke Kandinskys, die in dieser Phase des Aufbruchs entstanden, dann lassen sich immer wieder gegenständliche Motive wie Reiter, Burgen, Berge, Bäume, Boote usw. ausmachen. Kandinsky hat sich ausführlich zu den problematischen

34. Felix Thürlemann, ›Famose Gegenklänge‹. Der Diskurs der Abbildungen im Almanach ›Der Blaue Reiter‹. In: Der Blaue Reiter, a.a.O. (Anm. 2), S. 210 ff.

35. Wassily Kandinsky, Über die Formfrage. In: Der Blaue Reiter, a.a.O. (Anm. 28), S. 174

36. Wassily Kandinsky, Über das Geistige in der Kunst. 10. Aufl. mit einer Einführung von Max Bill. Bern 1973, S. 70

Verbindungen von gegenständlichen Sujets mit ungegenständlichen Elementen geäußert, aber zunächst keineswegs für eine entschiedene Auflösung bzw. Ausblendung konkreter Motive plädiert. Er begreift vielmehr die moderne Kunst seiner Zeit als anarchistisch – wie er sich ausdrückt –, da aus der Vorratskammer der Materie »unterschiedliche Verkörperungsformen herausgerissen werden«, die zwischen zwei Polen anzusiedeln seien, der ›großen Abstraktion‹ und der ›großen Realistik‹. Beide Prinzipien gelten ihm dabei als gleichberechtigt. »Die Kombination des Abstrakten mit dem Gegenständlichen, die Wahl zwischen den unendlichen abstrakten Formen oder im gegenständlichen Material, d.h. die Wahl der einzelnen Mittel auf beiden Gebieten, ist und bleibt dem inneren Wunsch des Künstlers überlassen[35].« Zwischen den Grenzen der Wiedergabe eines materiellen Gegenstandes und der vollkommenen Abstraktion »liegt die unendliche Zahl der Formen, in welchen beide Elemente vorhanden sind und wo entweder das Materielle überwiegt oder das Abstrakte. Diese Formen sind momentan der Schatz, aus welchem der Künstler alle einzelnen Elemente seiner Schöpfung entleiht. Mit ausschließlich rein abstrakten Formen kann der Künstler heute nicht auskommen. Diese Formen sind ihm zu unpräzis. Sich auf ausschließlich Unpräzises beschränken, heißt sich der Möglichkeit berauben, das rein Menschliche auszuschließen und dadurch seine Ausdrucksmittel arm machen[36].« Mit diesen Sätzen beschreibt Kandinsky das Gebiet, in dem sich seine Malerei in der Vorkriegszeit bewegt[37]. Von rein abstrakten Gebilden reicht die Spannung zu Arbeiten, die noch einen erzählerischen Kern haben. Damit wird klar – und dieses scheint von besonderer Wichtigkeit –, daß die Schaffung rein abstrakter Werke, d.h. die Erzeugung von Bildern ohne Bezug auf gegenständliche Motive nicht Ergebnis eines nur formalen Reduktionsprozesses ist, sondern am Ende des Bemühens steht, in einem von allen materiellen Substraten befreiten Klang ein rein Geistiges und Psychisches zu fassen. Und im Manuskript eines Vortrags, den Kandinsky Anfang 1914 halten sollte, heißt es: »Ich löste also auf demselben Bild die Gegenstände mehr oder weniger auf, damit sie nicht alle auf einmal erkannt werden können, und damit also diese seelischen Mitklänge allmählich, einer nach dem anderen vom Beschauer erlebt werden können[38].«

37. Grundlegend zu dieser Problematik: Johannes Langner, »Gegensätze und Widersprüche – das ist unsere Harmonie«. In: Kandinsky und München. Begegnungen und Wandlungen 1896-1914, hrsg. v. Armin Zweite. Städtische Galerie im Lenbachhaus München, 18. 8.-17. 10. 1982, S. 106 ff.

38. Vgl. Johannes Eichner, Kandinsky und Gabriele Münter. Von Ursprüngen moderner Kunst. München 1957, S. 112

Diese wenigen Zitate lassen bereits erkennen, daß die meisten wichtigen Bilder Kandinskys keineswegs, wie es zunächst den Anschein hat, spontan entstanden sind, sondern daß ihnen oft ein langer, von vielen Skizzen und Aquarellen begleiteter Destillationsprozeß vorausging, der überdies manchmal kommentiert wurde. So unterscheidet Kandinsky zwischen ›Impression‹ (Wiedergabe eines »direkten Eindrucks der äußeren Natur«), ›Improvisation‹ (»unbewußter, plötzlich entstandener Ausdruck der Vorgänge inneren Charakters«) und ›Komposition‹ (»ganz besonders langsamer, sich in mir bildender Ausdruck, welcher lange und beinahe pedantisch geprüft und ausgearbeitet wurde«)[39]. Was diese höchst differenzierte, überaus vorsichtige und bei jedem Schritt reflektierte und begründete Arbeitsweise, die in dieser Form bei keinem anderen Künstler der Zeit beobachtet werden kann, bedeutet, hat Thürleman im einzelnen untersucht[40].

Von Franz Marc enthält der Almanach nicht weniger als drei Beiträge. Sein programmatischer Einleitungsessay mit dem Titel ›Geistige Güter‹ endet mit den Worten ›Der Geist bricht Burgen‹. Dieses Motto, eine Zusammenfassung seines Gedankenhorizonts, läßt die tiefe Verwurzelung des Malers mit der Tradition des deutschen Idealismus erkennen. Wie viele seiner Generationsgenossen lehnte Marc jede Form von Materialismus entschieden ab und propagierte einen abstrakten Begriff von Geistigkeit, der heute nicht nur wie ein Fanal der Moderne erscheint, sondern fast wie ein Signal zur Flucht aus der Zeit. So galt seine Suche einer Realität, die er hinter den als fragwüdig begriffenen Erscheinungen des Lebens und jenseits der Banalitäten des Alltags vermutete. »Laßt uns im Rücken der Dinge leben; denn alle Dinge sind unfreudig, unwahr und häßlich«, heißt es in seinen Aphorismen (Nr. 94) und an anderer Stelle (Nr. 86) entsprechend: »Rein sein ist alles«. Marc bemühte sich daher in seinen bildlichen Formulierungen, von der Realität zu abstrahieren und zu ihrem symbolhaften Ausdruck zu gelangen. Läuterung und Reinigung von den Schlacken der Diesseitigkeit fungieren als Leitmotive seines Denkens, und es ist bezeichnend, daß an die Stelle der figürlichen und landschaftlichen Motive seiner Anfänge bald ausnahmslos Tierdarstellungen treten. In dieser Gattung glaubte der Maler mit einer rigoros vereinfachten Formensprache, die Anleihen bei Delaunay und den Futuristen machte, und einer spezifischen Farbsymbolik eine Synthese von lebendiger Natur und Kosmos leisten zu können. Das hatte

39. Kandinsky, Über das Geistige in der Kunst, a.a.O., S. 142
40. Vgl. Felix Thürlemann, Kandinsky über Kandinsky. Der Künstler als Interpret eigener Werke. Bern 1986

weitreichende Konsequenzen, die der Maler sehr wohl bedachte. Indem nämlich das Tierbild von einer traditionell niederen Position an die Spitze der Hierarchie in der Gattungseinteilung der Künste rückte, wurde es zu einem primären Medium des Verstehens, »das nicht mehr die Welt dem Menschen anpaßt und unterwirft, sondern den Menschen wieder eingliedert in eine sich selbst zurückerstattete Welt.« Johannes Langner hat diese Zusammenhänge in einer glänzenden Studie überzeugend herausgearbeitet[41]. Der »Zeit Symbole zu schaffen, die auf die Altäre der kommenden geistigen Religion gehören und hinter der der technische Erzeuger verschwindet«, galt Marc als entscheidendes Ziel der neuen Kunst[42]. Gegen die zunehmende Mechanisierung des Lebens, die Auflösung aller sozialen Bindungen und Wertmaßstäbe und den Druck der Industrialisierung im wilhelminischen Deutschland forderte er von der Kunst die Schaffung neuer Verbindlichkeiten, ja mehr noch, die Erlösung von den Übeln der Welt. Die radikale Absage an die zeitgenössische Kunstpraxis, ihr ausgelaugtes Formenrepertoire und ihre überholten Inhalte war für Marc und Kandinsky eine notwendige Konsequenz auf diesem Weg. Zu Kompromissen, wie sie die anderen Mitglieder der Neuen Künstler-Vereinigung ihrer Auffassung nach eingingen, waren beide nicht bereit. »Die Sehnsucht nach dem unteilbaren Sein«, so schreibt Marc 1912/13, »nach Befreiung von den Sinnestäuschungen unsres ephemeren Lebens ist die Grundstimmung aller Kunst. Ihr großes Ziel ist, ...das ganze System unsrer Teilempfindungen aufzulösen, ein unirdisches Sein zu zeigen, das hinter allem wohnt, den Spiegel des Lebens zu zerbrechen, daß wir in das Sein schauen. Es gibt keine soziologische oder physiologische Deutung der Kunst. Ihr Wirken ist durchaus metaphysisch[43].« Hier wird noch einmal sein Anspruch deutlich, mit Naturalismus und Impressionismus zu brechen und vom Abbild zum Urbild vorzustoßen. »Stoff ist etwas, das der Mensch höchstens noch duldet, aber nicht anerkennt. Wir müssen verlernen, in diesen Dingen nur glänzende Tricks und Exzentriks unsres praktischen Witzes zu sehen statt Geist, révélation, Offenbarung«, notiert er in den Aphorismen (Nr. 47).

In ähnliche Richtung gehen auch die Überlegungen August Mackes, wie sie sich in seinem Essay ›Die Masken‹, erschienen im Almanach,

41. Vgl. Johannes Langner, Iphigenie als Hund. Figurenbild im Tierbild bei Franz Marc. In: Franz Marc 1880-1916, hrsg. v. Rosel Gollek. Städtische Galerie im Lenbachhaus München, 27. 8.-26. 10. 1980, S. 68

42. Franz Marc, Die ›Wilden‹ Deutschlands. In: Der Blaue Reiter, a.a.O. (Anm. 28), S. 31

43. Franz Marc, Zur Kritik der Vergangenheit. In: Franz Marc, Schriften, a.a.O. (Anm. 21), S. 118

niedergeschlagen haben. Vergleichbar mit Kandinsky, liegt für ihn die entscheidende Frage darin, ob und auf welche Weise die Form »Ausdruck von geheimnisvollen Kräften ist«. »Die Sprache der Formen verstehen heißt: dem Geheimnis näher sein, leben. Schaffen von Formen heißt: leben.« »Jede Kunstform ist Äußerung seines (des Menschen) inneren Lebens. Das Äußere der Kunst ist ihr Inneres[44].«

Durch ihre Formen soll die Kunst demnach nicht die Realität abbilden oder ein ästhetisches Exerzitium sein, sondern wieder zum Fetisch werden, zur Kristallisation spiritueller, ja mystischer Kräfte. Darum bemühen sich in dieser Zeit Marc und Macke ebenso wie Münter und Kandinsky, mit dem entscheidenden Unterschied allerdings, daß der russische Maler die Verbindungsstränge mit der Tradition noch entschiedener durchschneidet und zugleich nach einer geisteswissenschaftlich aussehenden Begründung seines Tuns sucht.

In diesem Zusammenhang ist darauf hinzuweisen, daß Ende 1911 die erste Auflage von Kandinskys Schrift ›Über das Geistige in der Kunst‹ vorlag. Nach längerer Materialsammlung hatte er mit der Niederschrift im Juni 1910 begonnen. Imponierend ist die Fülle der Einsichten, die das Verständnis von Kandinskys gleichzeitig entstandenen Werken erleichtern und den weiten geistigen Horizont des Malers abstecken. Die Berechtigung einer Befreiung der Malerei von naturalistisch-gegenständlichen Gehalten wird betont und die Hinwendung zur Idee einer freien, universalen geistigen Thematik sowie einer ihr adäquaten Farb- und Formerfindung gefordert. In vielen Passagen ist allerdings auch seine Auseinandersetzung mit symbolischen Vorstellungen zu beobachten. Hier zeichnen sich denn auch die Unterschiede zu Denis ab. Während jener wiederholt davon spricht, daß ein Bild, noch bevor man sein Sujet wahrnehme, grundsätzlich nichts anderes als eine Fläche sei, welche in bestimmter Weise angeordnete Farben bedecken[45], geht es Kandinsky nun vor allem darum, das Bild auf eine ideelle Fläche zu bringen die sich vor der Leinwand zu bilden habe[46]. Der dezidierte Antimaterialismus und die Propagierung des rein Geistigen als einzig erstrebenswertem Ziel

44. August Macke, Die Masken. In: Der Blaue Reiter, a.a.O. (Anm. 28), S. 54 ff.
45. Maurice Denis, Théories. 4. Aufl. Paris 1920, S. 22 f.
46. Kandinsky, Über das Geistige in der Kunst, a.a.O., S. 111
47. Sixten Ringbom, The Sounding Cosmos. A Study in the Spiritualism of Kandinsky and the Genesis of Abstract Painting. Abo 1970 (= Acta Academiae Aboensis, Ser. A, Humaniora, Vol. 38, Nr. 2); ders., Kandinsky und das Okkulte. In: Kandinsky und München, a.a.O. (Anm. 37), S. 85 ff.; ders., Die Steiner-Annotationen Kandinskys, a.a.O., S. 102 ff.; ders., Transcending the Visible: The Generation of Abstract Pioneers. In: The Spiritual in Art: Abstract Painting 1890-1985, organized by Maurice Tuchman with the assistance of Judi Freeman. Los Angeles County Museum of Art 1986, S. 131 ff.

lassen die Thesen seiner Schrift freilich über weite Strecken als Ausdruck des landläufigen Irrationalismus der Jahrhundertwende erscheinen, wobei insbesondere die Parallelen zur Theosophie auffallen[47]. Zweifellos sympathisierte Kandinsky mit vielen Vorstellungen Rudolf Steiners, aber es ginge zu weit, ihn als unkritischen Adepten von dessen damals viel diskutierten Lehren anzusehen. Der häufige Verweis auf Steiner und Blavatsky u.a. verrät aber deutlich die Interessen, die der Maler mit vielen anderen Künstlern wie z.B. Mondrian teilte[48].

Kandinskys Denken der Vorkriegszeit, das bezeichnenderweise immer wieder von sprachlichen Phänomenen und literarischen Methoden und Techniken, vor allem jedoch von der Musiktheorie ausgeht, umkreist fortwährend das Verhältnis von Realität und Abstraktion, von Gegenständlichkeit und freier Form. Das spiegelt sich nicht nur in den Gemälden und Aquarellen wieder, sondern beispielsweise auch in seinen Arbeiten für das Theater[49]. So weist ›Der gelbe Klang‹ verblüffende Analogien zu Schönbergs Entwürfen für das Musikdrama ›Die glückliche Hand‹ auf, an dem der Komponist seit 1909 arbeitete, wobei er die halluzinatorischen Szenarien in kleinen Ölbildern anschaulich machte. In den Rahmen solcher Bemühungen, das Konkrete und Imaginäre, Wort und Bild, Ton und Erscheinung zu verbinden, gehört ferner Kandinskys Buch ›Klänge‹, das nach langen Vorarbeiten im Herbst 1912 im Piper Verlag erschien und eine Sammlung von 38 Prosagedichten, 12 farbigen und 44 Schwarzweiß-Holzschnitten darstellt[50].

Kandinsky hat mit seiner epochalen Leistung, die mit der Tradition des europäischen Bildbegriffs bricht, die Hoffnung des Heraufkommens eines geistigen Kosmos verknüpft[51]. In der Kunst – so seine Meinung – macht sich diese geistige Wendung zuerst in realer Form bemerkbar. Literatur, Musik und Malerei »spiegeln das düstere Bild der Gegenwart sofort ab, sie erraten das Große, was erst als ein kleines Pünktchen nur von wenigen bemerkt wird und für die große Menge nicht existiert[52].« Im theoretischen Konzept Kandinskys verbindet sich die romantische Utopie mit erklärtem Antimaterialismus und einer auf den Positivismus

48. Vgl. Carel Blotkamp, Annunciation of the New Mysticism: Dutch Symbolism and Early Abstraction. In: The Spiritual in Art, a.a.O., S. 89 ff.
49. Vgl. Jessica Boissel, Wassily Kandinsky und das Experiment ›Theater‹. In: Der Blaue Reiter, a.a.O. (Anm. 2), S. 240 ff.; Ulrika-Maria Eller-Rüter, Kandinsky. Bühnenkomposition und Dichtung als Realisation seines Synthese-Konzepts. Hildesheim 1990
50. Richard Brinkmann, Wassily Kandinsky als Dichter. Phil. Diss. Köln 1980; Juliann Leila Bamberg, Kandinsky as Poet: The ›Klänge‹. UMI Research Press, Ann Arbor 1981; James Robert Fuhr, Klänge. The Poems of Wassily Kandinsky. UMI Research Press, Ann Arbor 1982
51. Vgl. Washton Long, a.a.O., S. 137
52. Kandinsky, Über das Geistige in der Kunst, a.a.O., S. 43

zielenden Wissenschaftsfeindlichkeit, wobei die zuletzt genannten Momente sich dem Symbolismus verdanken und darüber hinaus in manchem auf die deutsche Romantik zurückweisen[53].

Insgesamt ist nicht zu übersehen, daß der Idealismus, wie ihn Kandinsky und in modifizierter Form auch Marc propagierten, zu einer Fehleinschätzung der Realität führen mußte. Das zeigte sich in eklatanter Weise bei Ausbruch des Ersten Weltkriegs, in dem Marc ähnlich wie viele seiner Zeitgenossen den Glauben an den Chiliasmus gerechtfertigt fand. Am 24. Oktober 1914 schrieb er an Kandinsky: »Ich selbst lebe in diesem Krieg. Ich sehe in ihm sogar den heilsamen, wenn auch grausamen Durchgang zu unseren Zielen; er wird die Menschen nicht zurückwerfen, sondern Europa reinigen, ›bereit‹ machen[54].« Kandinsky äußerte sich aus seinem schweizerischen Exil weitaus skeptischer: »Ich dachte, daß für den Bau der Zukunft der Platz auf eine andere Art gesäubert wird. Der Preis dieser Art Säuberung ist entsetzlich.« »Ich glaube aber fest an die Zukunft, an die Zeit des Geistes, der uns alle zusammengebracht hat[55].« Marc antwortete darauf: »...mein Herz ist dem Krieg nicht böse, sondern aus tiefem Herzen dankbar, es gab keinen anderen Durchgang zur Zeit des Geistes, der Stall des Augias, das alte Europa konnte nur so gereinigt werden, oder gibt es einen einzigen Menschen, der diesen Krieg ungeschehen wünscht?[56]«

Derartige Vorstellungen, die uns heute, vor allem angesichts der entsetzlichen Greueltaten im Zentrum Europas so fragwürdig, ja unfaßbar vorkommen, waren während der ersten Kriegsmonate weitverbreitet[57], und Marc stand mit derartigen Äußerungen in einer breiten Phalanx von Intellektuellen, die den Beginn der Schlachten z. T. mit Begeisterung aufnahmen und in ihrer Verblendung zu den Waffen eilten[58]. August Macke fiel bereits in den ersten Wochen. Diese Tatsache, aber auch die grauenhaften Erfahrungen an der Front brachten Marc bald zur Einsicht, wenngleich er noch Ende 1914 schrieb: »Wir wollen, daß das entsetzliche Blutopfer des europäischen Bruderkrieges nicht umsonst gebracht ist. Wir wollen den Rückschlag in das Nichtwollen, Nichtmehrwollen

53. Solche Zusammenhänge mit der deutschen Romantik hat insbesondere Klaus Lankheit herausgearbeitet. Vgl. Klaus Lankheit, Die Frühromantik und die Grundlagen der ›gegenstandslosen‹ Malerei. In: Neue Heidelberger Jahrbücher, NF 1950, S. 55 ff. Zu Franz Marc vgl. Carla Schulz-Hoffmann, Franz Marc und die Romantik. Zur Bedeutung romantischer Denkvorstellungen in seinen Schriften. In: Franz Marc 1880-1916, a.a.O. (Anm. 41), S. 95 ff.

54. Wassily Kandinsky – Franz Marc. Briefwechsel, a.a.O. (Anm. 22), S. 263

55. A.a.O., S. 265

56. A.a.O., S. 267

57. Gegen Ende des 19. Jahrhunderts beginnen apokalyptische Geschichtsdeutungen gehäuft aufzutreten und die bisherige Dominanz des Fortschrittsglaubens abzulösen. Überall macht sich Skepsis breit. Vom Krieg erwartet man die Beseitigung aller krisenhaften Erscheinungen,

auffangen, den Kriegsball noch einmal vorwärtsschleudern und ihn in das Gebiet des Geisteskampfes hinüberspielen. Dort ist noch alles zu tun, die stärksten Forts zu brechen, ehe der europäische Typus auf ihnen als Herr, als Nietzsches Herrenmensch steht[59].« Franz Marc fiel im Frühjahr 1916. Sein Bemühen um ›Entsinnlichung und Überwindung des Stoffes‹ ist als durchaus ambivalent anzusehen. Manchen seiner Irrtümer, so läßt sich im nachhinein erkennen, wurde teilweise durch eine Ideologie Vorschub geleistet, die auch Kandinsky teilte und die für diesen zumindest partiell die theoretischen Voraussetzungen der Abstraktion darstellten.

Rückblickend muß man festhalten, daß die beiden Ausstellungen bei Thannhauser und bei Goltz sowie der Almanach ›Der Blaue Reiter‹ die Rolle Münchens als Zentrum der europäischen Avantgarde bestätigen, wenn auch nur für kurze Zeit. Vor allem die erste Ausstellung mit Gemälden hatte eine beträchtliche Wirkung, da es den Organisatoren gelang, sie an verschiedenen Orten zu zeigen, wo sie jeweils ein lebhaftes, meist kritisches Echo auslöste. Als noch bedeutsamer erwies sich indessen der Almanach, da hier die theoretischen Grundlagen der so radikal neuen Bildvorstellungen formuliert waren. Zusammen mit Kandinskys Buch ›Über das Geistige in der Kunst‹ hat der Almanach als wichtigste Programmschrift der bildenden Künste im deutschsprachigen Raum zu gelten, eine Publikation, die bis heute ganze Künstlergenerationen, aber auch viele Sammler maßgeblich beeinflussen sollte. Ausschlaggebend für die Realisation von Ausstellungen und Veröffentlichungen war ohne Frage das visionäre Engagement Kandinskys und sein Zusammenwirken mit Franz Marc in ihrer Frontstellung gegen die anderen Mitglieder der ›Neuen Künstler-Vereinigung Münchens‹. Während letzterer sich vor allem um die praktische Verwirklichung ihrer Ideen bemühte, gingen von Kandinsky offenbar die entscheidenden geistigen Impulse aus. Ohne das Verdienst der anderen Protagonisten damit schmälern zu wollen, muß man betonen, daß es in erster Linie der russische Maler war, der die entscheidenden Weichen stellte und sowohl in

die unmittelbar den traditionellen Kern des Bildungsbürgertums betrafen. Evident schien der Substanz- und Prestigeverlust humanistisch-akademischer Bildung, den Industrialisierung und Technisierung mit sich gebracht hatten und dessen Ursachen demzufolge in ›materialistischer Verflachung‹ gesehen wurde. Vor allem unter den Professoren glaubten viele nach Ausbruch des Ersten Weltkriegs, daß nun jene geistigen Güter wiederhergestellt werden würden, die verloren zu gehen drohten. Zu diesem Komplex vgl. Klaus Vondung, Die Apokalypse in Deutschland. München 1988, S. 105, 202

58. Vgl. dazu auch Frederick S. Levine, The Apocalyptic Vision. The Art of Franz Marc as German Expressionism. New York 1979, S. 76 ff.

59. Franz Marc, Das geheime Europa. Erschienen in: Das Forum, I. Jg. 1914/15, Nr. 12, März 1915, S. 632 ff. Hier zitiert nach Marc, Schriften, a.a.O. (Anm. 21), S. 166

konzeptueller als ästhetischer Hinsicht das größte Risiko einzugehen bereit war. So ist bezeichnend, daß Hugo Ball in ihm einen ›Propheten der Wiedergeburt‹ erblickte[60].

Als Propheten der Wiedergeburt würde man keinen einzigen der Expressionisten aus dem Brücke-Kreis bezeichnen können, wie man überhaupt sagen muß, daß in der Rückschau das Trennende schärfer hervortritt als das beide Künstlergruppen Verbindende. Bereits die Strategien zur Durchsetzung ihrer Vorstellungen sind unterschiedlich. Statt mit limitierter Originalgraphik wie die ›Brücke‹ warb der ›Blaue Reiter‹ mit einem inhaltlich und gestalterisch höchst anspruchsvollen Buch, dem Almanach, wobei man den Interessen der Sammler allein durch Sonderausgaben entgegen kam. Für die unterschiedliche Rezeption von ›Brücke‹ und ›Blauem Reiter‹ sind viele Gründe maßgebend[61]. Bei allen Divergenzen in künstlerischer Hinsicht war insbesondere der Umstand von Belang, daß man sich in München von Beginn an stärker international orientierte, vor allem nach Moskau und Paris blickte, und außerdem für eine raschere und breitere Propagierung der Ziele einsetzte. Dabei spielte Herwarth Waldens Vorliebe für Marc und Kandinsky eine wichtige Rolle, die neben aller emphatischen Begeisterung teilweise auf ganz prosaische Gründe zurückgeführt werden kann. Kandinsky, Marc und Münter waren nämlich immer wieder bemüht, Walden, der sich in seinem Kampf gegen Paul Cassirer um die kunsthändlerische Vorrangstellung in Berlin ständig in finanziellen Schwierigkeiten befand, mit Bargeld und Wechseln zu helfen[62]. Nachdem er im März 1910 die Zeitschrift und den Verlag ›Der Sturm‹ gegründet hatte und 1912 eine Galerie anschloß, war den Münchnern hier ein wichtiges Organ zur Verbreitung ihrer Ideen gegeben. Das wechselseitige Engagement ging soweit, daß Marc im Herbst 1913 daran dachte, Walden mit Galerie und Zeitschrift nach München zu holen. In einem Brief an Walden vom 22. November 1913 schlägt er das im Einverständnis mit Kandinsky vor, um »den Schwerpunkt der ganzen Kunstpolitik von Berlin nach München zu verschieben.«

60. Hugo Ball, Kandinsky. Vortrag, gehalten in der Galerie Dada in Zürich (7. April 1917). In: ders., Der Künstler und die Zeitkrankheit. Ausgewählte Schriften. Frankfurt 1984, S. 41 ff.; hier zitiert nach Andeheinz Mößer, Hugo Balls Vortrag über Wassily Kandinsky in der Galerie Dada in Zürich am 7. 4. 1917. In: Deutsche Vierteljahresschrift, 51. Jg., 1977, S. 688 u. 691

61. Vgl. Günter Krüger, Die Rolle von ›Brücke‹ und ›Blauem Reiter‹ beim Durchbruch zur Moderne in Deutschland. In: Der Blaue Reiter, a.a.O. (Anm. 2), S. 252 ff.

62. Walden an Kandinsky am 21. August 1912: »Bitte schicken Sie mir den Wechsel, den ich Ihnen dann unterschrieben sofort zurückschicke.« Am selben Tag an Münter: »Herzlichen Dank! Es gibt sehr, sehr wenig Menschen, die im entscheidenden Moment mit der Tat helfen. Ich weiß daher Ihre schnelle Hilfsbereitschaft ganz besonders zu schätzen.« (Ein Brief vom 28. September macht deutlich, daß Münter Walden 1000 Mark gegeben hatte.) Walden an Kandinsky am 22. August 1912: »Wegen des Wechsel schrieb ich Ihnen gestern. Sie müssen

Entscheidender war jedoch, daß Marc und Kandinsky eine Vision hatten, die trotz aller idealistischen Einfärbung auf eine umfassende Erneuerung und Reinigung der Gesellschaft zielte, wobei die Kunst die Richtung angeben sollte und revolutionäre Ausdrucksformen zu entwickeln hatte. Ein derartiges Engagement für eine umfassende geistige, ästhetische und soziale Umwälzung lassen die wenigen verbalen Äußerungen der Brücke-Künstler kaum erkennen, aber auch in ihren bildnerischen Arbeiten manifestiert sich nichts von einer derartigen Synthese eschatologischer und utopischer Vorstellungen. Wenn es Marcs Absicht war, mit seinen Bildern »der Zeit Symbole zu schaffen, die auf die Altäre einer kommenden geistigen Religion gehören und hinter denen der technische Erzeuger verschwindet«, dann wird in solcher Formulierung der große Abstand zu den Dresdener Künstlern evident. Redet man in München immerzu vom Geist, so möchte die ›Brücke‹ in erster Linie zum Ausdruck bringen, was man fühlt, möchte ›unmittelbar und unverfälscht‹ wiedergeben, was den Künstler ›zum Schaffen drängt‹. Zu Verkörperungen freier Sinnlichkeit, wie sie Kirchner, Heckel, Müller u.a. in einer Fülle von Darstellungen gelang, sind weder Marc noch Kandinsky jemals vorgestoßen. Andererseits haben sich die Brücke-Künstler kaum jemals bemüht, ihren Horizont unmittelbarer Erfahrungen zu transzendieren. Sensualismus statt Intellektualismus, Leben statt Geist, subjektives Empfinden statt objektivem Streben – auf derartige Begriffe ließe sich, stark vereinfacht, der Unterschied zwischen ›Brücke‹ und ›Blauem Reiter‹ bringen. Der Gegensatz zwischen der sinnlich-organischen Komponente der Expressionisten in Dresden, die als Lebensgemeinschaft zeitweilig einen kollektiven Stil ausbilden und sich in ihrem Vitalismus auf Nietzsche berufen, und dem Bemühen der lockerer verbundenen Maler in München, durch Entmaterialisierung der Wirklichkeit in symbolischen Formen Transzendentes sichtbar zu machen, manifestiert sich auch in der jeweiligen Wahl von Name und Signet. Dem statischen Bauwerk ist ein Reiter gegenübergestellt, der durch Tötung des Drachens die

ihn ausstellen, ich acceptiere ihn.« Entsprechend am 15. September: »Ich bin sehr glücklich, daß Sie Hoffnung auf ›Segen‹ von Moskau haben. (Kandinsky wollte dort Schtschukin um finanzielle Unterstützung für Walden ersuchen.) Ich brauche kein Geld für mich. Wenn ich aber für die Sache in diesem Monat noch fünf bis achttausend Mark leihweise selbst auftreibe, sind (durch den angedeuteten Plan) in zwei Jahren Hunderttausend Mark da. Und zum Kriegführen gehört viel Geld...« Am 28. September lautet die Botschaft dann: »Es ist mir ungeheuer peinlich, gerade Sie in diesem Moment mit einer Geldbitte nochmals zu behelligen....« Walden an Kandinsky am 2. Oktober 1912: »...nochmals herzlichen Dank für ihre schnelle Hilfe. Ich werde am 1. November alles zurückzahlen...« Kandinsky aus Moskau an Münter am 2. Dezember 1912: »Und ärgern tut mich auch, daß ich kein Geld für W finden kann. Wenn mein Haus verkauft ist, kann ich ihm selbst 5-6 T(ausend) geben. Ev(entuell)!...« usw. Die Korrespondenz zwischen Marc und Walden zeigt ein ähnliches Bild.

Welt von Materialismus und Positivismus erlösen soll[63]. Es ist ein vagabundierender Ritter aus fernen Zeiten, der viele geistige Reiche durchstreift und die romantische Sehnsucht verkörpert, wie sie in der Farbe Blau zum Ausdruck kommt. Als nützliches Bauwerk erspart die Brücke hingegen Umwege, ermöglicht die gefahrlose Überwindung von Untiefen und Hindernissen, ist aber auch auf der anderen Seite des Flusses, die man erreichen möchte, fest fundiert. Es würde in diesem Rahmen zu weit führen, die Ursachen solcher Divergenzen zu erläutern, doch scheint plausibel, daß Herkunft, Sozialisation und Ausbildung maßgeblich die jeweiligen künstlerischen Vorstellungen in Dresden und München geprägt haben. Dabei erwies sich das, was von München an Impulsen ausging, als fruchtbarer, trotz oder vielleicht auch wegen der Verquickung formaler Innovationen mit teils regressiven bzw. obsoleten Momenten, die manche Äußerungen von Marc und Kandinsky so schillernd erscheinen lassen.

Es ist in diesem Rahmen nicht möglich, die ikonographische und stilistische Entwicklung aller Künstler zu verfolgen, die während und nach dem Ersten Weltkrieg weiterhin tätig blieben. Anzumerken ist indessen, daß Gabriele Münter zeitlebens den vor 1914 formulierten Zielen die Treue hielt, allerdings in qualitativer Hinsicht nur noch in Ausnahmefällen an ihre großen Leistungen während der Zusammenarbeit mit den Malern der ›Neuen Künstler-Vereinigung‹ und des ›Blauen Reiters‹ anzuknüpfen vermochte. Bei Marianne von Werefkin liegen die Verhältnisse ähnlich, obwohl sie sich eigentlich keiner radikal neuen Formen- und Farbensprache verschrieb, sondern weiterhin einer symbolistischen Auffassung Tribut zollte. Jawlenskys Beschränkung auf zuletzt nur noch ein Motiv, das er in einer langen Reihe von Meditationen variierte, mag als Sonderfall gelten, doch blieb die spirituelle Aura dieser Ikonen ganz den religiösen Impulsen seiner Münchner Jahre verwurzelt. Kandinsky versuchte auf der Basis des in München Entwickelten neue Wege zu gehen, scheiterte damit allerdings in Moskau und fand erst ab 1922 am Bauhaus in Weimar und Dessau mehr Resonanz. Die Rezeption seines Schaffens blieb bis in die Gegenwart fruchtbar, wenngleich vieles von seinen Gedanken und Überzeugungen heute nur noch von historischem Interesse zu sein scheint, ganz im Gegensatz zu seinen Werken, die nichts von ihrer Präsenz und Überzeugungskraft eingebüßt haben. In erster Linie ist es das in München zwischen 1908 und 1914 entstandene

63. Kenneth Lindsay, The Genesis and Meaning of the Cover Design for the Blaue Reiter Exhibition Catalogue. In: Art Bulletin, 35, 3, 1953, S. 47 ff.: Eberhard Roters, Wassily Kandinsky und die Gestalt des Blauen Reiters, In: Jahrbuch d. Berliner Museen, V, 2, 1963, S. 201 ff.

Œuvre mit seinen vielen Innovationen, von dem die weitreichendsten Impulse ausgingen, zumal sich hier Emphase und Kontrolle, Spontaneität und Kalkül auf einzigartige Weise verbanden. Kandinsky zerbrach in dieser Phase die Tradition der europäischen Bildvorstellungen und hielt doch, obwohl gegenständliche Sujets sich aus seinen Darstellungen mehr und mehr verflüchtigten, insofern am Überkommenen fest, als er grundsätzlich auf eine homogene Bildgestalt abzielte. Den Erschütterungen der anbrechenden Moderne mit ihren zerfallenden Lebenswelten, ihren unüberbrückbaren Widersprüchen und Unübersichtlichkeiten konnte er mit diesem Medium nur indirekt Rechnung tragen. Erst die Techniken von Collage und Montage boten die Voraussetzungen, diesen Brüchen im Anschaulichen gerecht zu werden und schließlich den Ausstieg aus dem Bild zu erproben.

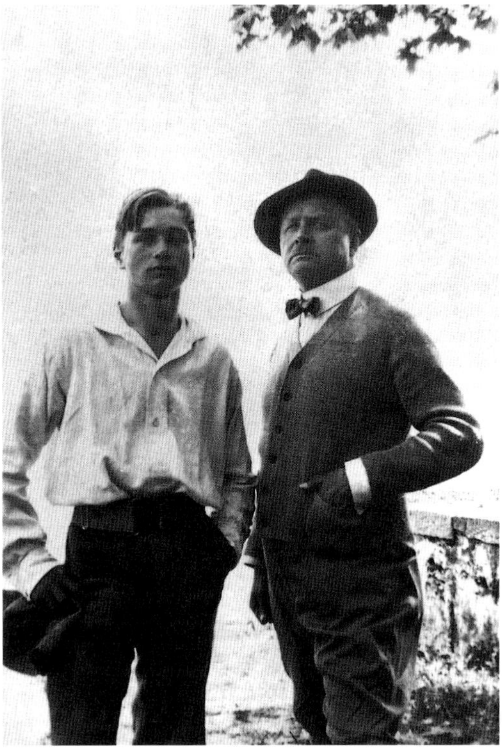

Andreas und Alexej Jawlensky

Alexej Jawlensky

Geboren 1864 in Torschok, Rußland; gestorben 1941 in Wiesbaden. 1877 Kadettenschule in Moskau. 1884 Eintritt in die Offizierslaufbahn. Versetzung nach Petersburg. 1889 Studium an der Akademie in Petersburg. 1890 Schüler von Ilja Rjepin. Seit 1891 Freundschaft und gemeinsame Arbeit mit Marianne von Werefkin. Bekanntschaft mit Helene Nesnakomoff, seiner späteren Frau und Mutter seines Sohnes Andreas (geb. 1902). 1896 nach dem Abschied als Hauptmann Übersiedlung nach München mit Marianne von Werefkin. Besuch der Zeichen- und Malschule von Anton Azbé. 1897 Bekanntschaft mit Wassily Kandinsky. 1897-1905 Reisen nach Rußland, Italien und Frankreich. Begegnung mit Henri Matisse und Lovis Corinth. 1907 entscheidende Gespräche mit dem Pater Willibrord Verkade. 1909 Mitbegründer der ›Neuen Künstler-Vereinigung München‹ zusammen mit Kandinsky, Erbslöh, Kanoldt, Kubin, Münter, Werefkin. 1911 Reise nach Paris. 1912 Bekanntschaft mit Franz Marc und Emil Nolde. 1913 Teilnahme am ›Ersten deutschen Herbstsalon‹ in Berlin.

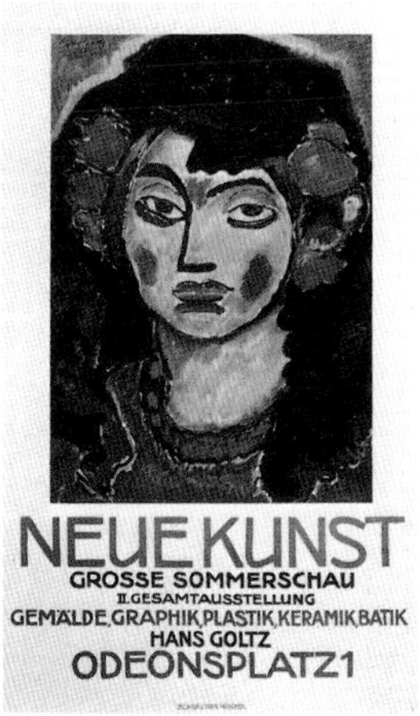

Spanisches Mädchen, 1913, Farblithographie, 106 x 63 cm, Rosenbach 16

1914 Ausweisung aus Deutschland. Niederlassung in St. Prex am Genfer See, ab 1917 in Zürich. 1918-1921 in Ascona. 1922 Übersiedlung nach Wiesbaden. 1924 Gründung der Künstlergruppe ›Die Blaue Vier‹ zusammen mit Kandinsky, Feininger und Klee. Ab 1929 erkrankt. 1933 Ausstellungsverbot in Deutschland. 1934 erste Lähmungserscheinungen. 1937 Entfernung seiner Werke aus öffentlichen Sammlungen in Deutschland. 1938 vollständige Lähmung. (Foto: Alexej von Jawlensky Archiv, Locarno)

42

Alexej Jawlensky

1 **Oberau Fabrik**

1910
Öl auf Karton, 32,5 x 40,5 cm
signiert unten rechts
Jawlensky 343

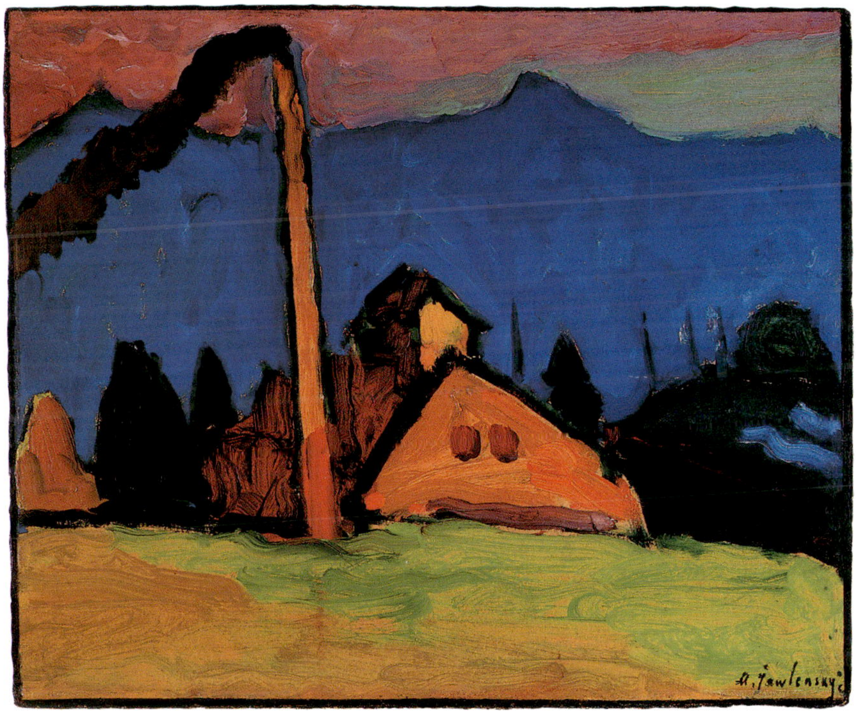

Alexej Jawlensky

2 Frau mit roter Bluse

1911
Öl auf Karton, 53,5 x 49,5 cm
monogrammiert oben links; signiert
oben rechts
Weiler 91

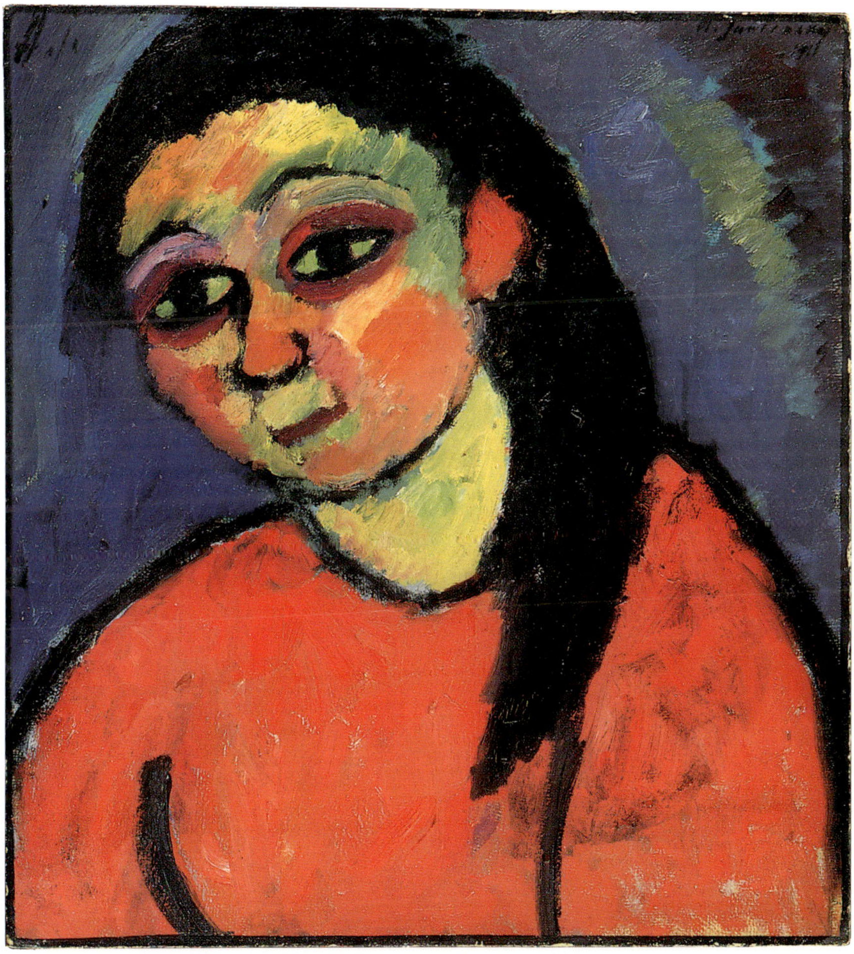

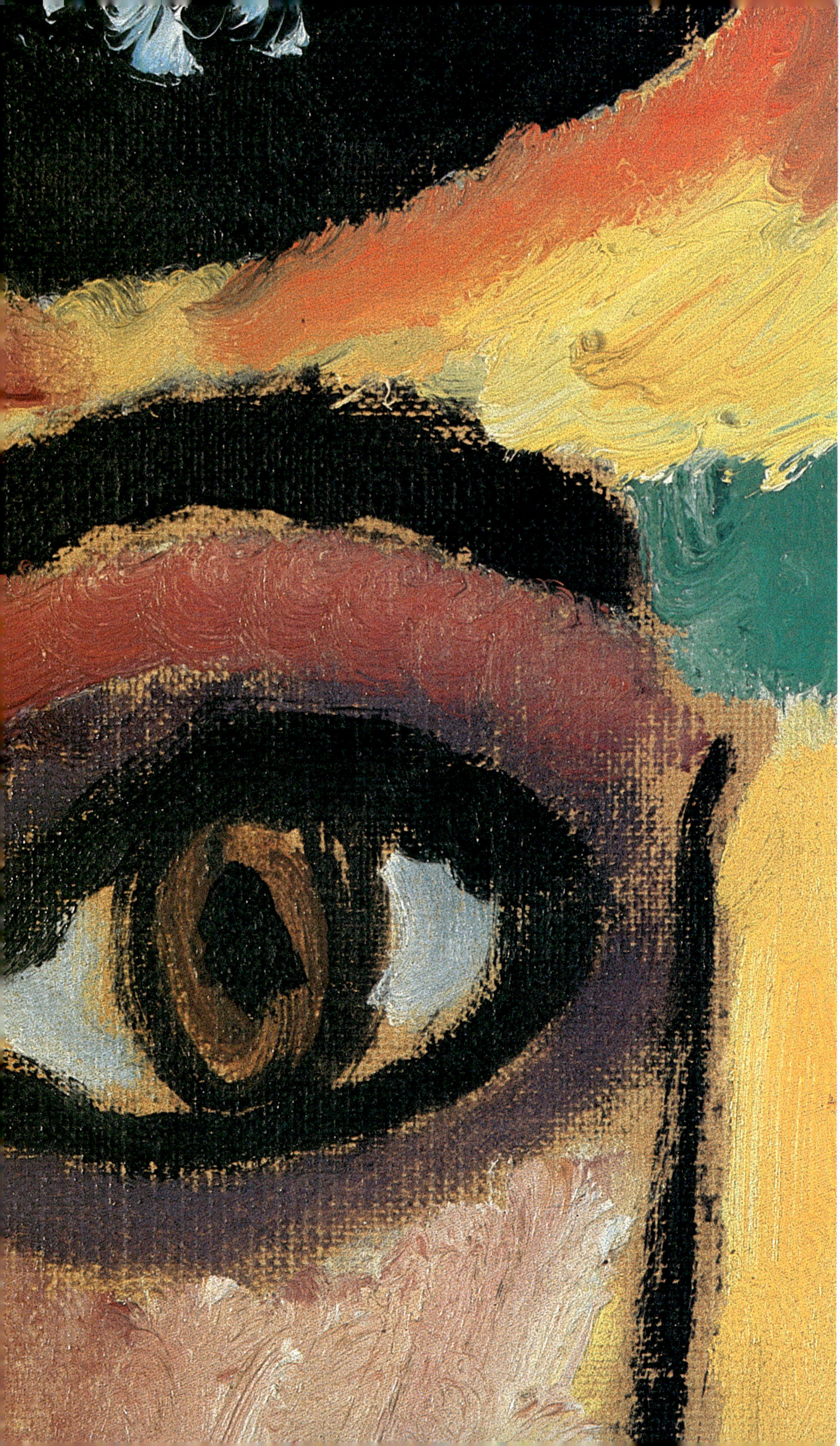

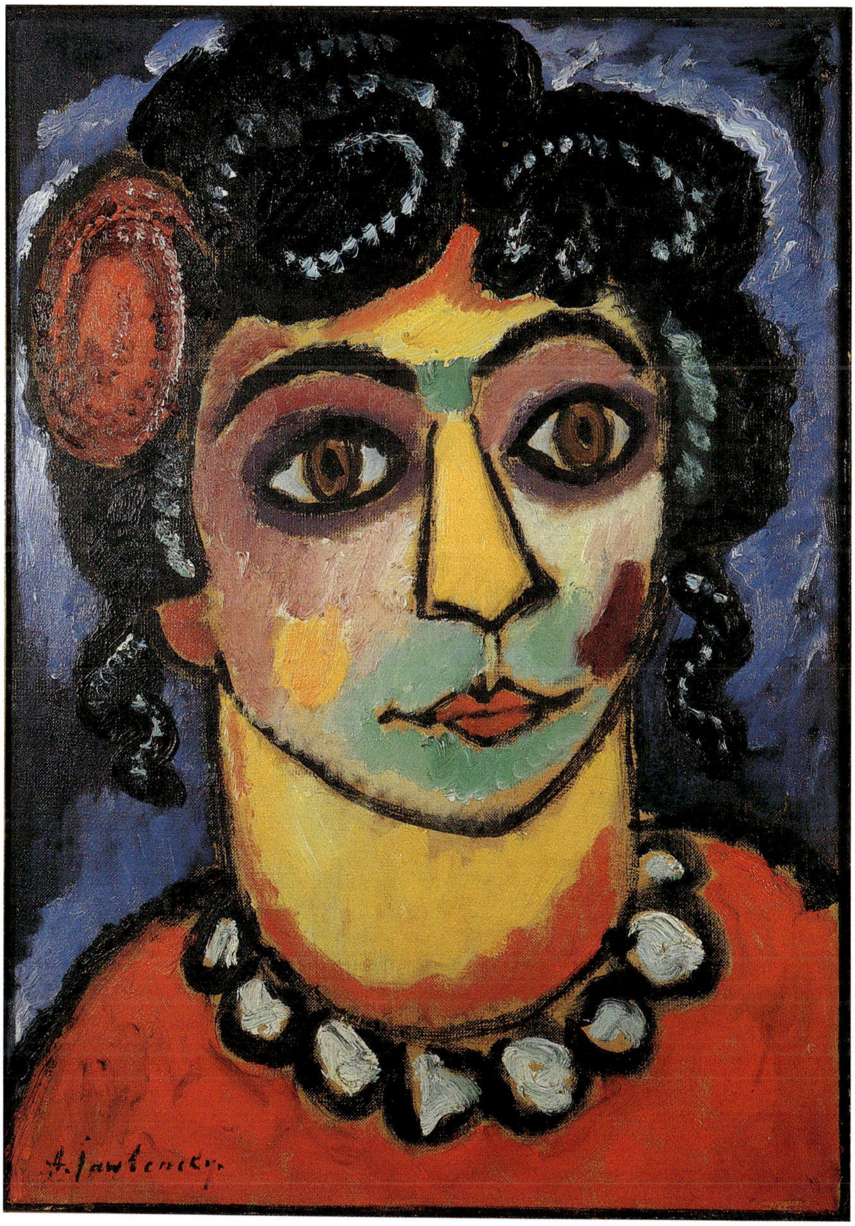

Alexej Jawlensky

3 **Asiatin**

1912, Öl auf Karton, 64 x 46 cm
signiert unten links, Weiler 97

Alexej Jawlensky

4 **Silence**

1912/13
Öl auf Karton, 52,8 x 49,5 cm
rückseitig bezeichnet
von Andreas Jawlensky
Jawlensky 603

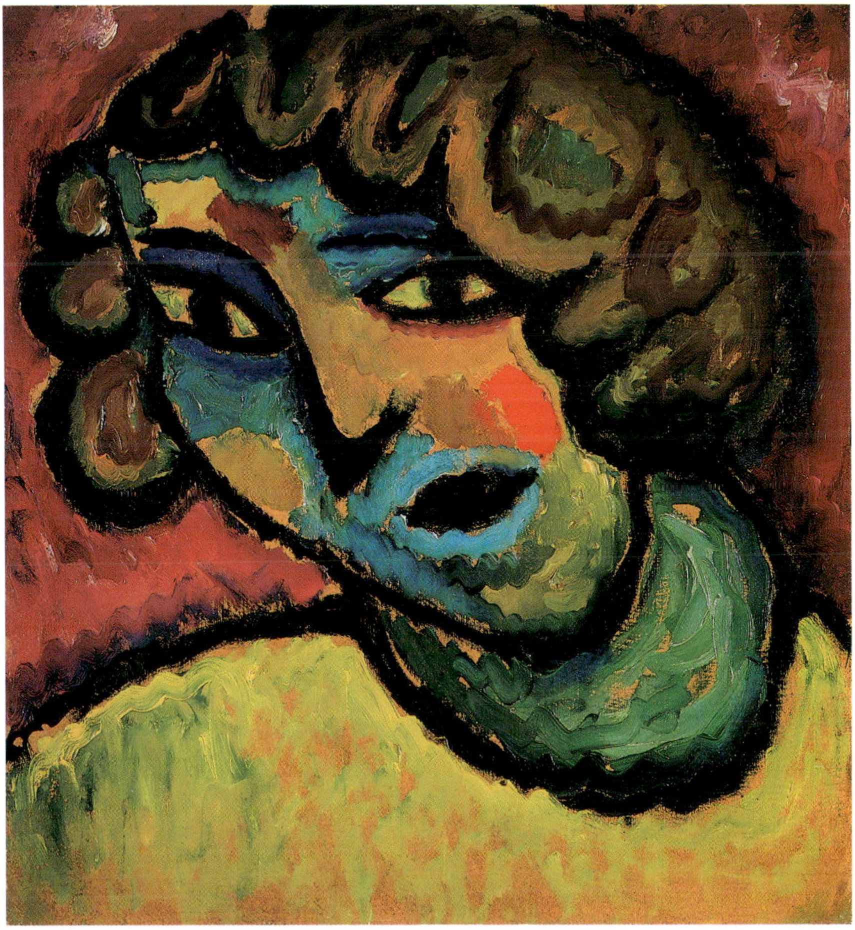

Alexej Jawlensky

5 **Manola**

1913
Öl auf Karton, 54 x 50 cm
signiert oben links
Jawlensky 589

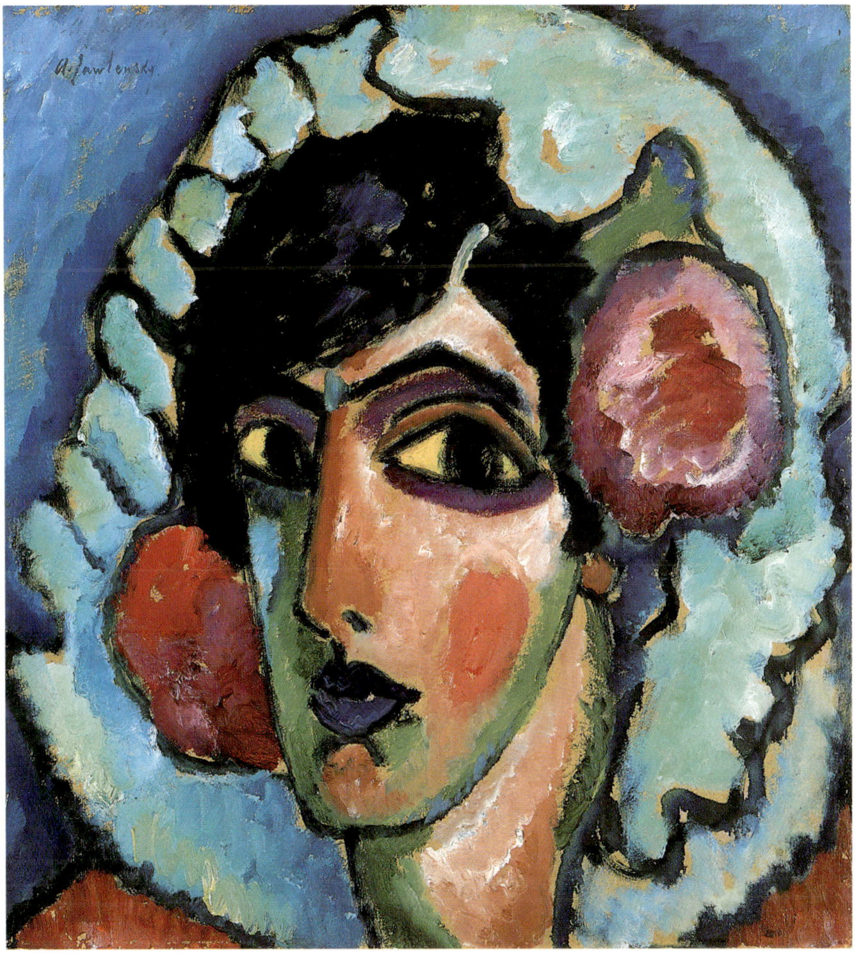

52

Alexej Jawlensky

6 **Prinzessin mit weißer Blume**

1913
Öl auf Karton, 68 x 49 cm
monogrammiert und datiert
oben links
Weiler 167

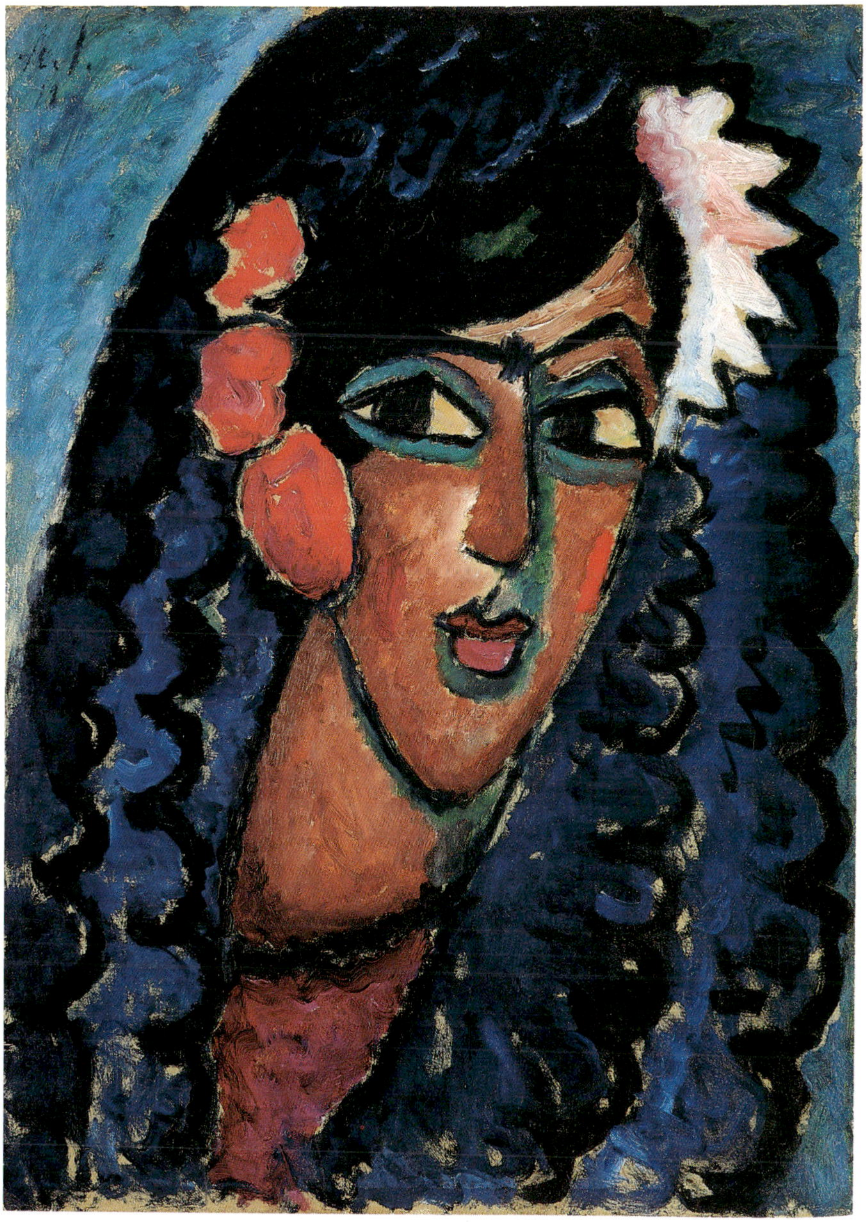

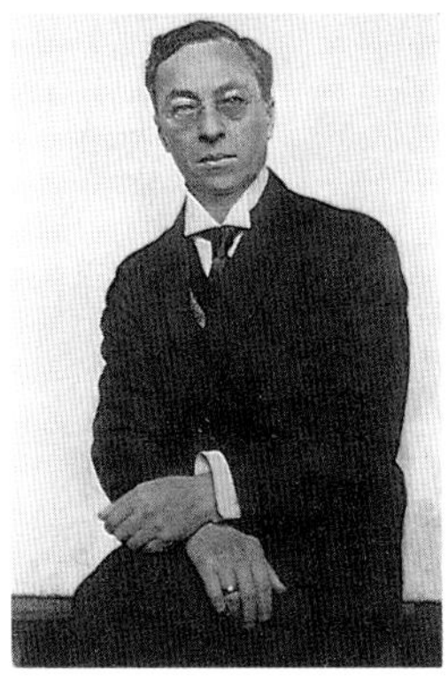

Geboren 1866 in Moskau; gestorben 1944 in Neuilly-sur-Seine. Nach Abschluß eines juristischen Studiums in Moskau 1896 Übersiedlung nach München. 1897-1899 Studium an der Azbé-Schule. 1900 Schüler von Franz von Stuck an der Münchner Kunstakademie. 1902-1916 enge Freundschaft mit Gabriele Münter. Ab 1903 Reisen in Europa und Rußland. 1909 Gründung der ›Neuen Künstler-Vereinigung München‹ mit Jawlensky. Seit 1910 Freundschaft mit Franz Marc; 1911 Begegnung mit Paul Klee, August Macke und Hans Arp. Zusammen mit Marc Gründung des ›Blauen Reiter‹, 1911/12 Herausgabe des Almanachs ›Der Blaue Reiter‹ und Veröffentlichung einer theoretischen Abhandlung zur gegenstandslosen Kunst ›Über das Geistige in der Kunst‹. 1914 Rückkehr nach Moskau. Seit 1918 Professor an den staatlichen Kunstwerkstätten und der Universität in Moskau. 1921 Gründung der Akademie der Kunstwissenschaften Moskau; anschließend Rückkehr nach Berlin. 1922 Berufung ans Bauhaus in Weimar, dem er als Professor bis zur Schließung 1933 angehörte. Emigration nach Paris. Mitglied der Gruppe ›Abstraction-Création‹. 1934 teilweise Beschlagnahme seiner Werke in deutschen Museen. 1934 Begegnung mit Piet Mondrian und Joan Miró. (Foto: Hugo Erfurth, 1935)

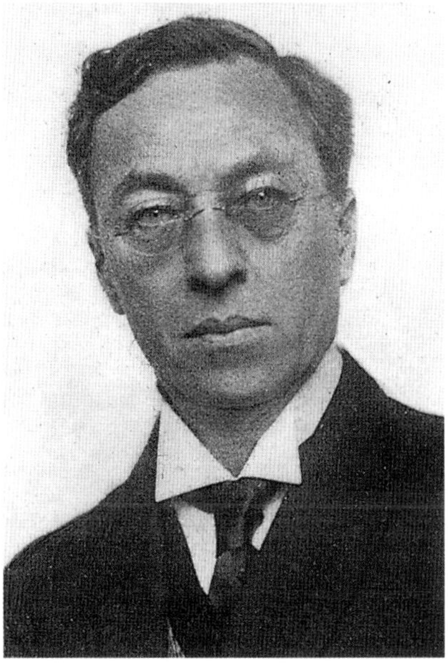

55

Wassily Kandinsky

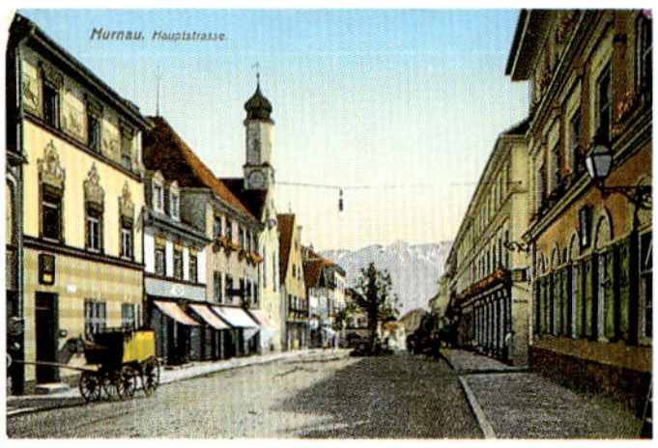

zeitgenössische Postkarte, um 1902
(vgl. S. 15)

Wassily Kandinsky

7 Murnau-Obermarkt mit Gebirge

1908
Öl auf Karton, 33 x 41 cm
signiert unten links,
Roethel 212

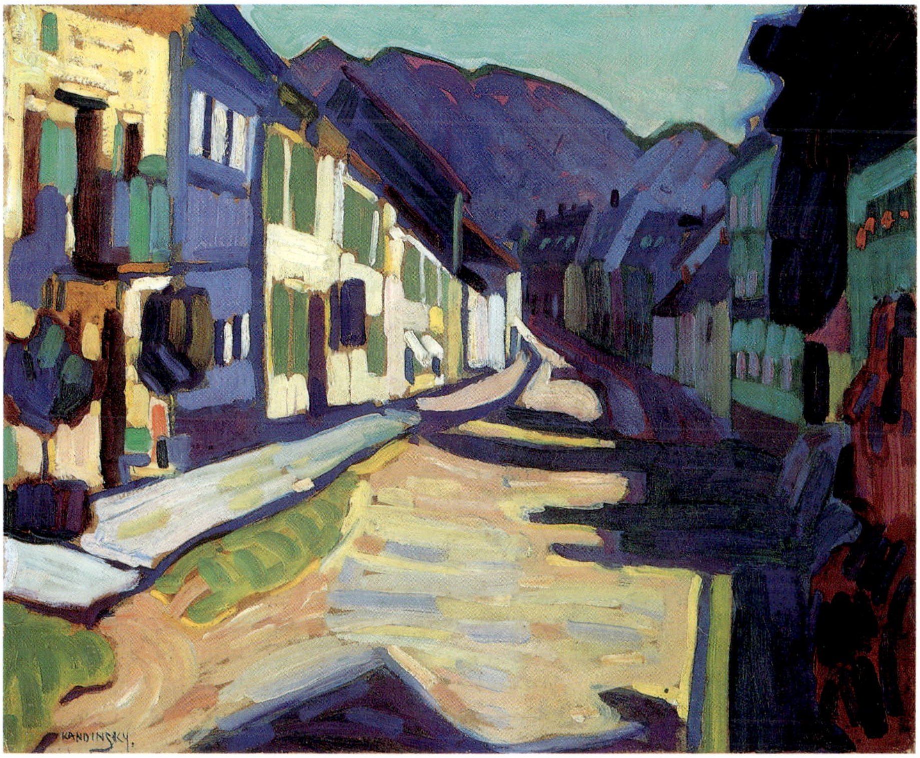
KANDINSKY.

Wassily Kandinsky

8 Studie für Murnau mit Kirche II

1910
Öl auf Karton, 32 x 44 cm
signiert unten links
Roethel 347

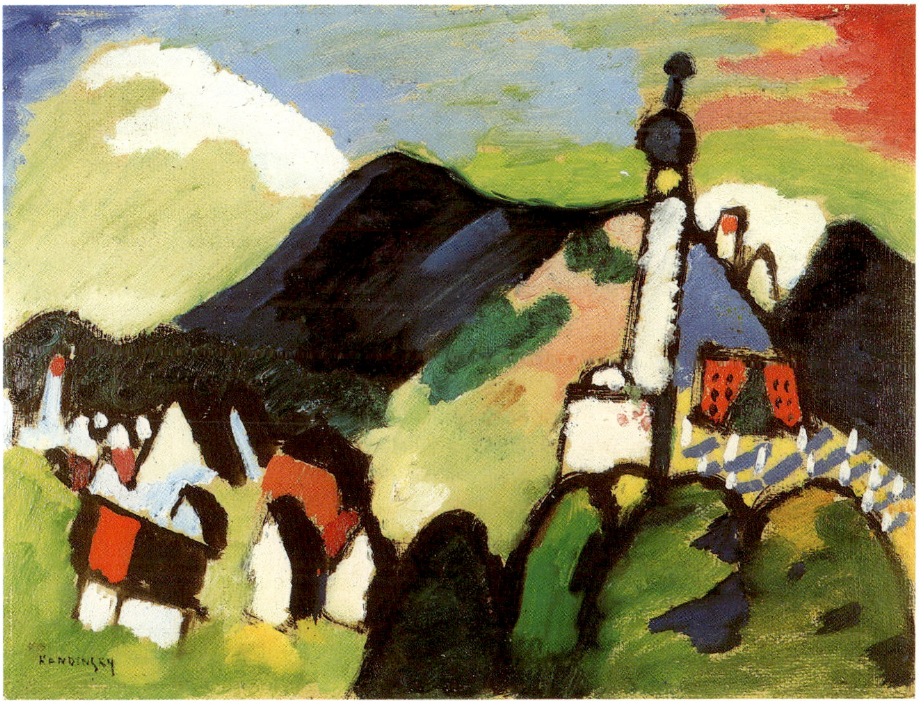
KANDINSKY

Wassily Kandinsky

9 Berg

1911
Aquarell, Tinte und Bleistift
auf Papier, 16 x 23 cm
unbezeichnet
Grohmann 682

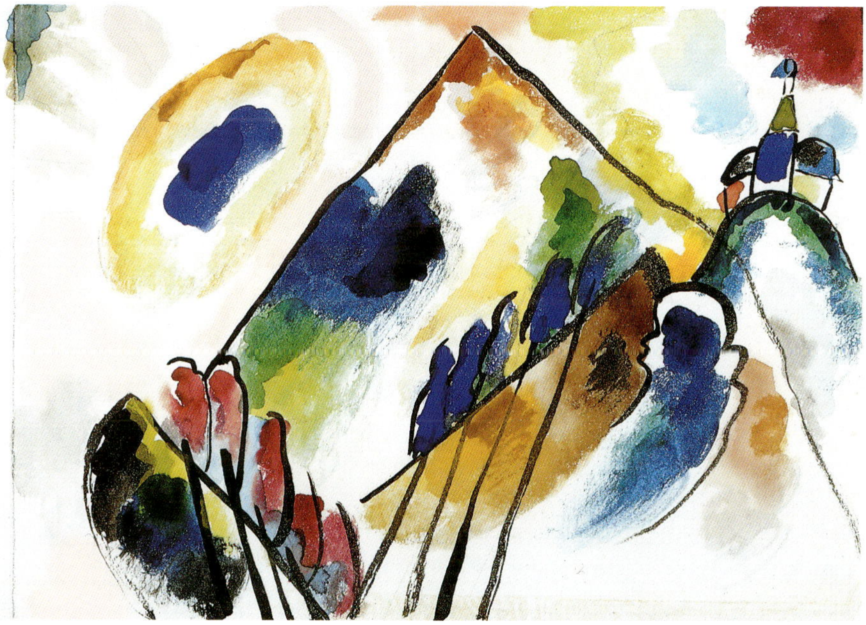

Wassily Kandinsky

10 Almanach Der Blaue Reiter

1911
Farbholzschnitt, 32,5 x 24 cm
signiert und datiert
Roethel 141/I

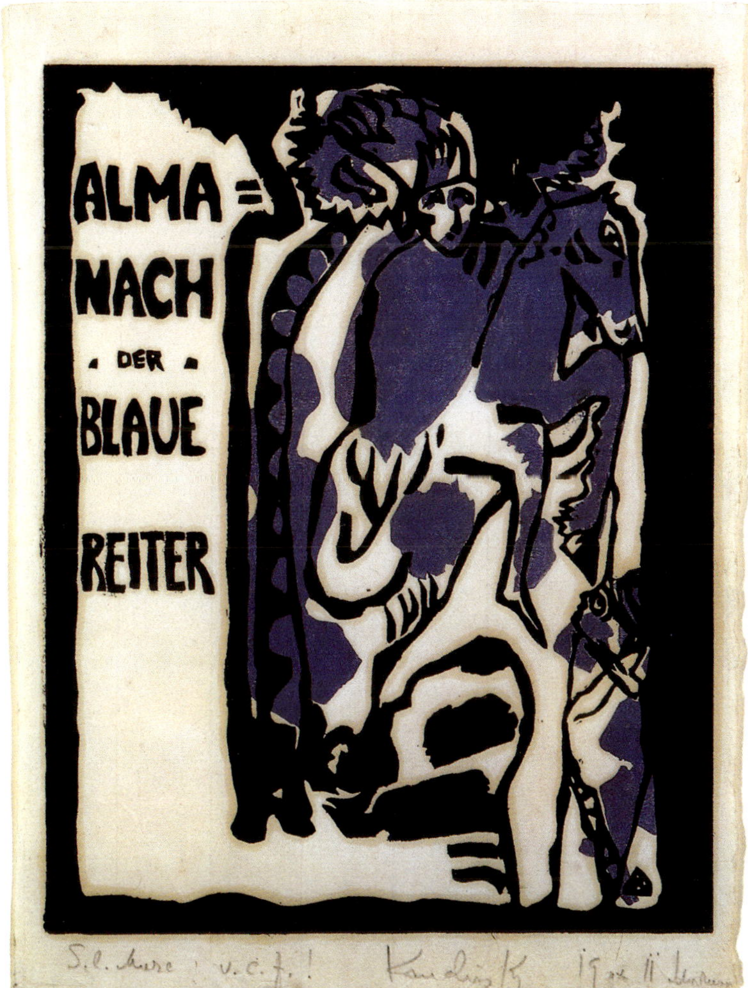
ALMA=
NACH
DER
BLAUE
REITER

Franz Marc

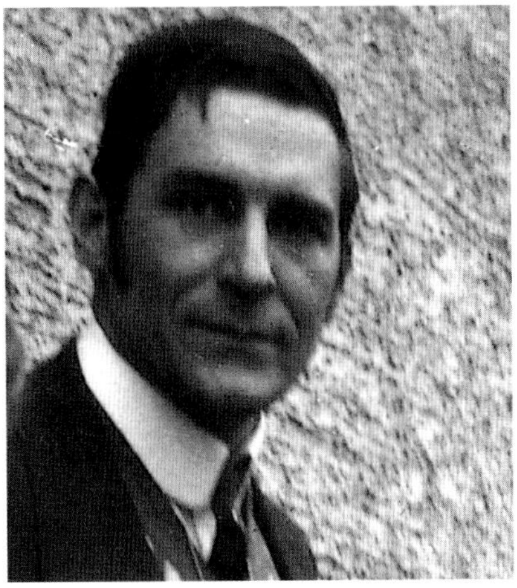

Geboren 1880 in München; 1916 vor Verdun gefallen. 1899 Immatrikulation als Philologiestudent. 1900 Studium an der Münchner Akademie bei Gabriel Hackl und Wilhelm von Dietz. 1901 Italienreise. 1902 Arbeitsaufenthalte auf der Staffelalm/Kochel. 1903 Aufenthalt in Frankreich (Paris und Bretagne). 1904 selbständige malerische Arbeit. 1905 durch Jean Bloé Niestlé Anregung zur Tierdarstellung. 1906 Reise nach Griechenland. 1907 Beginn der Freundschaft mit Maria Franck; zweite Reise nach Paris. 1908 Anfertigung der ersten großen Tierkomposition. 1910 Übersiedlung nach Sindelsdorf. Freundschaft mit Bernhard Köhler, August Macke und Wassily Kandinsky. 1911 Heirat mit Maria Franck. Mitglied der ›Neuen Künstler-Vereinigung München‹. Gründung der Redaktion ›Der Blaue Reiter‹. 1912 Reise nach Paris mit August Macke. Besuch bei Delaunay. Veröffentlichung des Almanachs ›Der Blaue Reiter‹. 1914 Übersiedlung nach Ried. Einberufung zum Kriegsdienst. (Gruppenfoto rechts: Balkon Ainmillerstr. 36, München, 1911; Gabriele Münter- u. Johannes Eichner-Stiftung)

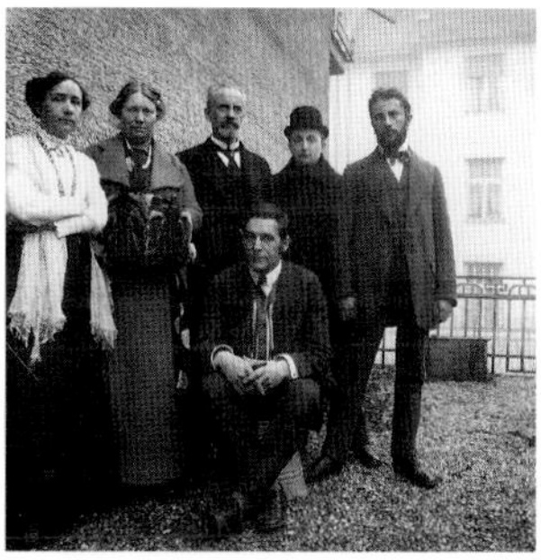

von links:
Gabriele Münter
Maria Marc
Bernhard Köhler sen.
Thomas von Hartmann
Heinrich Campendonk
davor:
Franz Marc

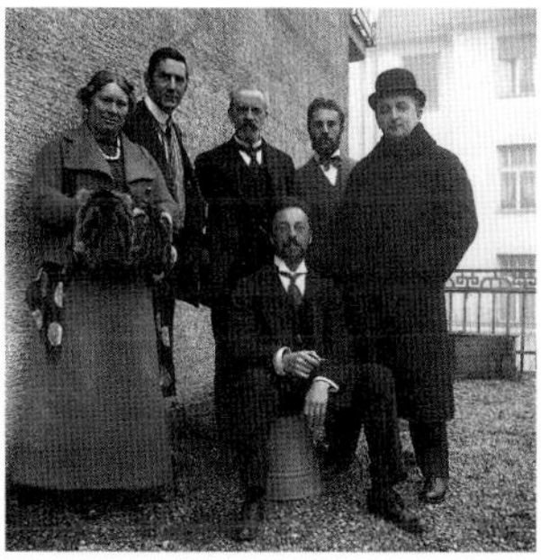

von links:
Maria Marc
Franz Marc
Bernhard Köhler sen.
Heinrich Campendonk
Thomas von Hartmann
davor:
Wassily Kandinsky

Franz Marc

11 **Fabeltier II (Pferd)**

1913
Tempera auf Karton
26 x 30,5 cm
monogrammiert unten rechts
Lankheit 482

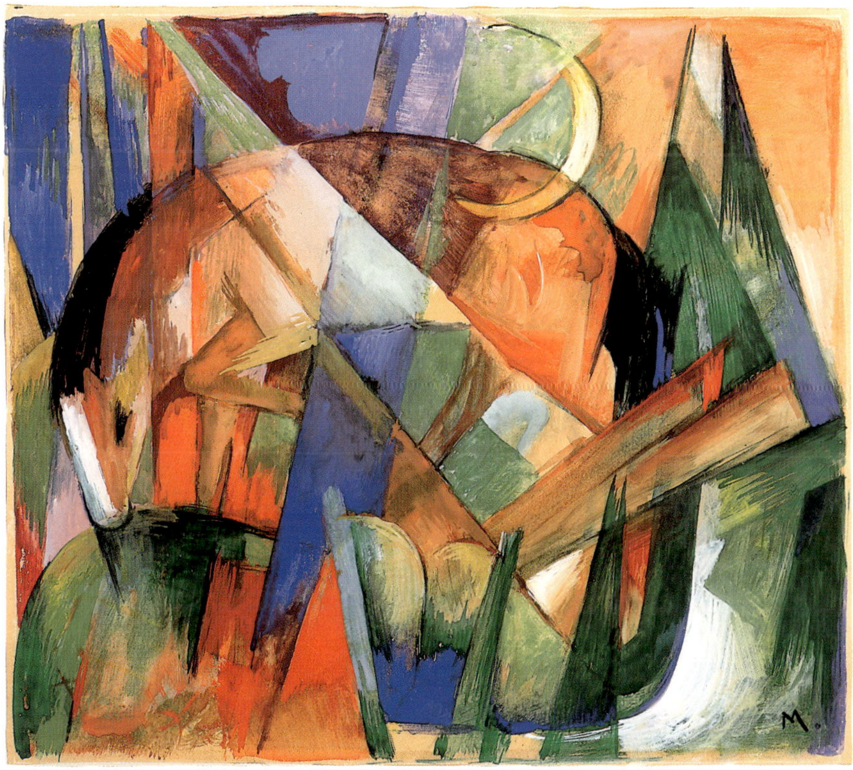

Franz Marc

12 **Stier**

1913
Tempera auf Papier
auf Karton, 39 x 44 cm
monogrammiert unten links
Lankheit 474

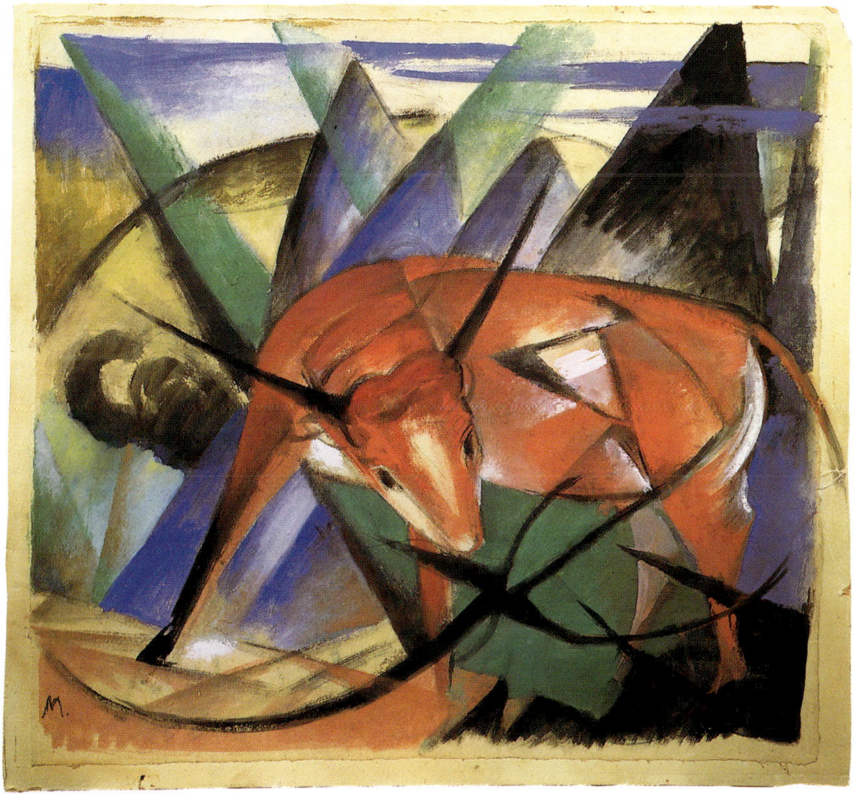

Franz Marc

13 Die drei Pferde I

1913
Öl auf Papier, 60 x 75 cm
monogrammiert unten links
Lankheit 200

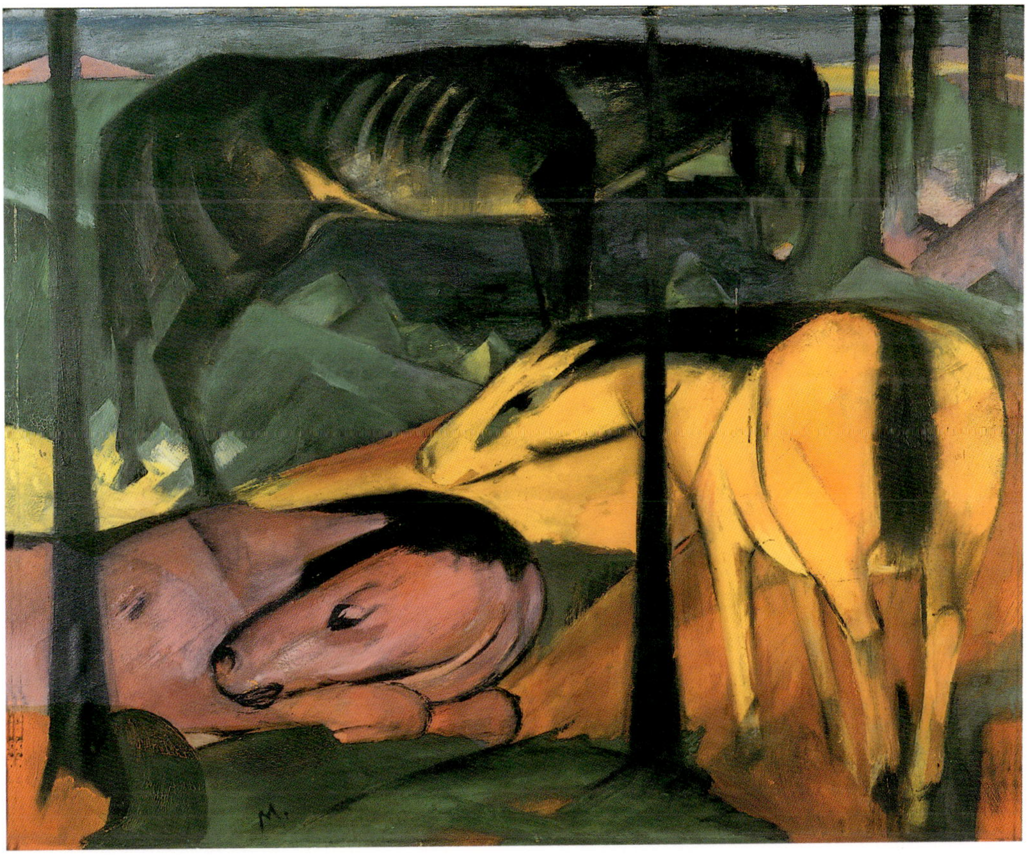

Paul Boldt

Geboren 1885 in Westpreußen. Gestorben 1921. Studium der Philologie an den Universitäten München und Marburg. 1912-1914 in Berlin. Später Studium der Medizin. 1914 Publikation des ersten und einzigen Gedichtbandes ›Junge Pferde! Junge Pferde!‹ bei Kurt Wolff in Leipzig. Beiträge in der von Franz Pfemfert herausgegebenen Zeitschrift ›Die Aktion‹.

In der Welt

Ich lasse mein Gesicht auf Sterne fallen,

Die wie getroffen auseinander hinken.

Die Wälder wandern mondwärts, schwarze Quallen,

Ins Blaumeer, daraus meine Blicke winken.

*

Mein Ich ist fort. Es macht die Sternenreise.

Das ist nicht Ich, wovon die Kleider scheinen.

Die Tage sterben weg, die weißen Greise.

Ichlose Nerven sind voll Furcht und weinen.

Ein Gesicht ist auf die Sterne gefallen

Marcel Reich-Ranicki

Die Dichter des deutschen Expressionismus – hörte ich einmal einen Kollegen spotten – hätten viel im Bauch und wenig im Kopf. Das ist schnoddrig und natürlich überspitzt; aber ganz falsch ist es nicht. In der Regel jedenfalls möchte das expressionistische Gedicht niemanden belehren oder aufklären, sondern Zustände beschreiben, nicht Gedanken will es formulieren und übermitteln, sondern Gefühle ausdrücken, Ahnungen und Befürchtungen.

Ein Dichter des deutschen Expressionismus war auch der heute nahezu vergessene Paul Boldt, der 1885 in einem kleinen Ort in Westpreußen geboren wurde und 1921 an den Folgen einer Operation starb. Fast alles, was von ihm überliefert ist, entstand in der kurzen Zeitspanne zwischen 1912 und 1914, als er, nach Stationen an den Universitäten München und Marburg, vorwiegend in Berlin lebte, wo er Philologie studierte – offenbar lustlos und halbherzig, denn er gab das Studium im dreizehnten Semester auf, ohne es abgeschlossen zu haben. Sein einziger Gedichtband erschien 1914 bei Kurt Wolff: ›Junge Pferde! Junge Pferde!‹ lautet der Titel.

Boldt gehört zu den Einzelgängern, zu den Verlassenen und den Ausgestoßenen, und noch im Kreis von Außenseitern bleibt er ein Außenseiter. Aber er ist beides zugleich und auf einmal – ein kräftiger Naturdichter, seiner heimatlichen Landschaft verbunden, und ein zarter Asphaltpoet, irritiert von der modernen Großstadt, zumal von Berlin. Er liebt den deutschen Wald und den deutschen Puff. Er rühmt junge Pferde und junge Bäume, das helle Licht und das finstere Laub, den grünen Klee und die blaue Luft, einsame Pappeln und den Duft der Wiesen, fliegende Fische und die Sonne im Wolkenhut.

Er besingt die Liebenden am Abend und am Morgen, in der Nacht und am Tag. Er träumt von den Wolken und den Winden und meint die Fräuleins und die Frauen. Das Ewigweibliche zieht ihn hinan und hinab und an der Nase herum. Er preist sie alle: die Mädchen vom Lande und die Huren auf der Straße, die Damen aus den Bars und die aus den

Salons. Das Sanfte ist sein Element und auch das Pralle, das Derbe und auch das Dralle. Boldts Sinnlichkeit ist prägnant, seine Prägnanz poetisch. Lauthals verkündet er: »Schön ist die Wollust« Was immer er schreibt, es ist zum Bersten voll mit Empfindungen und Ängsten, mit Bildern und Geschichten. Dieser Überschwang seiner Gefühle war es wohl, an dem er schließlich zerbrach.

Davon ist die Rede in Boldts Gedicht ›In der Welt‹ aus dem Jahre 1913. Welt? Gerade dieses Wort wird in dem Gedicht ausgespart. Das hat schon seinen guten, seinen traurigen Grund: Hier spricht einer, dem die Welt abhanden gekommen ist und der an seiner Ohnmacht und Ratlosigkeit leidet. Er läßt sein Gesicht auf die Sterne fallen. Wie das? Sie, die Sterne, sind doch über und nicht unter uns. Gewiß, eben deshalb deutet das überraschende Verbum an, daß für jenen, der sein Gleichgewicht verloren hat, die Welt auf dem Kopf steht.

Aber so ganz schlecht ist es um diesen verlorenen Menschen noch nicht bestellt. Denn es gelingt ihm, für seine Verzweiflung die denkbar knappste Formulierung zu finden: »Mein Ich ist fort.« Es hat sich von ihm abgelöst, dieses Ich, es hat sich auf eine Sternenreise begeben. So ist es in eine andere Welt geraten, eine ebenfalls unheimliche und absurde, eine ebenfalls unbegreifliche: In ihr hinken die Sterne auseinander, und die Wälder wandern mondwärts.

Um die Spaltung seiner Persönlichkeit und ihren Zerfall auszudrücken, setzt sich Boldt über die Regeln der Grammatik hinweg. statt »Das bin nicht Ich« dichtet er »Das ist nicht Ich«. Nein, er ist es nicht, den die Menschen zu sehen glauben, er ist anders, er ist nicht das, wovon seine Kleider zeugen, richtiger, zu zeugen scheinen. Dagegen kann er nichts tun, wehren kann er sich nicht: Er ist ausgeliefert und nicht Herr seiner Nerven. Es sind »Ichlose Nerven«. Sie fürchten sich und weinen.

Boldt war einer, der sich zurufen mußte: »Geh durch die Menge, um Lächeln zu stehlen.« Manches läßt vermuten, daß er das Lächeln, das er suchte, nie zu finden vermochte. 1914 wurde er Soldat. Doch wußte das Militär mit ihm nichts anzufangen: Man attestierte ihm einen ›Verwirrungszustand‹ und schickte ihn ins Lazarett. Wenig später wurde er aus dem Heer entlassen. Nach Kriegsschluß begann er wieder zu studieren, diesmal Medizin, und scheiterte abermals.

Hat er, Paul Boldt, die psychische Krankheit vielleicht simuliert? Wir werden es nie erfahren. Sicher ist bloß, daß nichts aus ihm geworden war – nur ein Dichter, ein unglücklicher. Aber gibt es andere Dichter?

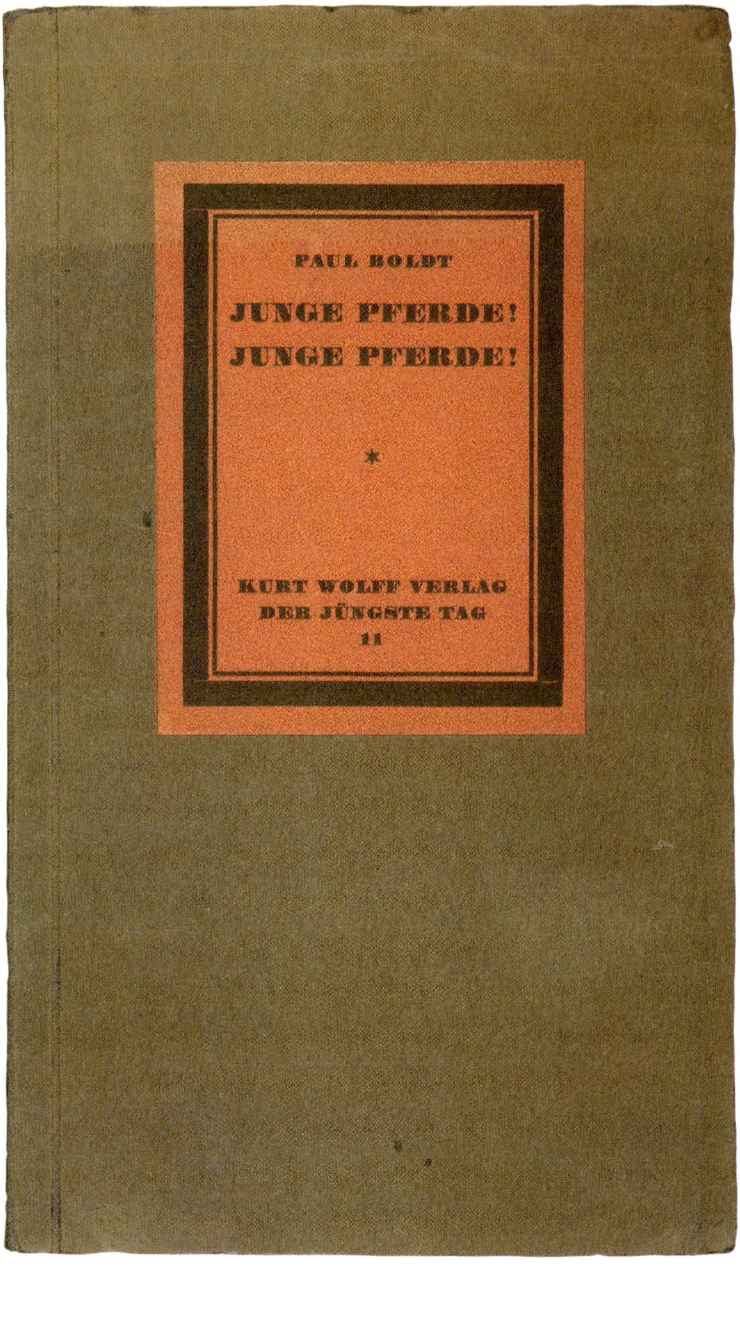
PAUL BOLDT
JUNGE PFERDE!
JUNGE PFERDE!
KURT WOLFF VERLAG
DER JÜNGSTE TAG
11

Junge Pferde

Wer die blühenden Wiesen kennt
Und die hingetragene Herde,
Die, das Maul am Winde, rennt:
Junge Pferde! Junge Pferde!

*

Über Gräben, Gräserstoppel
Und entlang den Rotdornhecken
Weht der Trab der scheuen Koppel,
Füchse, Braune, Schimmel, Schecken!

*

Junge Sommermorgen zogen
Weiß davon, sie wieherten.
Wolke warf den Blitz, sie flogen
Voll von Angst hin, galoppierten.

*

Selten graue Nüstern wittern,
Und dann nähern sie und nicken,
Ihre Augensterne zittern
In den engen Menschenblicken.

Paul Boldt

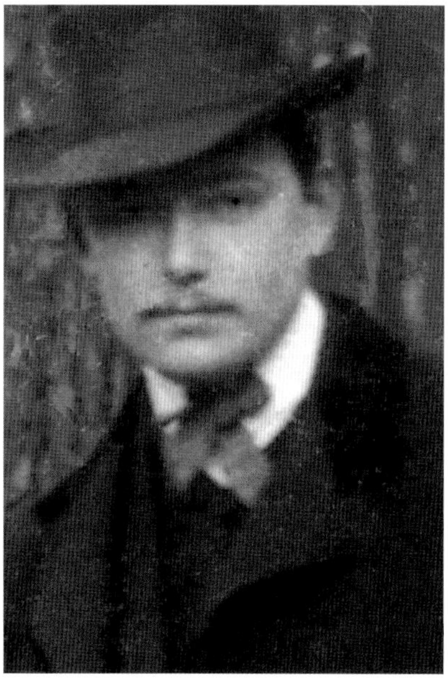

August Macke

78

Geboren 1887 in Meschede/Sauerland; 1914 in Perthes-les-Hurlus/Champagne gefallen. 1904-1906 Besuch der staatlichen Kunstakademie Düsseldorf. 1905 Besuch der Abendkurse an der Düsseldorfer Kunstgewerbeschule. Erste Italienreise. 1906 Reisen nach Holland, Belgien, London. 1907 Aufenthalt in Kandern und Besuch in Paris. Besuch des Studienateliers für Malerei und Plastik in Berlin bei Lovis Corinth. 1908 Reise nach Italien. Freiwilliger Eintritt als Einjähriger beim Infantrie-Regiment. 1909 Heirat mit Elisabeth Gerhardt. 1910 Begegnung mit Franz Marc in München. Kontakte zur ›Neuen Künstler-Vereinigung München‹, Kandinsky und Jawlensky. 1911 Niederlassung in Bonn. Mitarbeit beim ›Blauen Reiter‹. Enge Kontakte zu Delaunay, Apollinaire, Walden, Moilliet. 1914 bei Kriegsausbruch eingezogen und sechs Wochen später gefallen. (Foto: Westfälisches Landesmuseum für Kunst und Kulturgeschichte, Münster)

Bernhard Koehler, Elisabeth Gerhardt
und August Macke im Grunewald, 1908

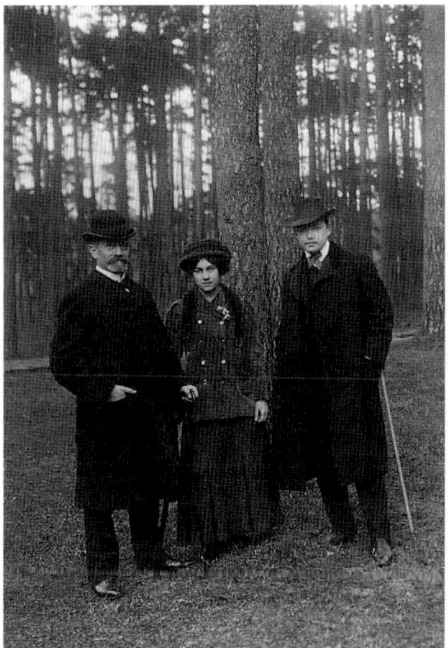

August Macke

14 Weißer Krug mit Blumen und Früchten

1910
Öl auf Leinwand auf Karton
45 x 52 cm, unbezeichnet
Vriesen 106
(Geschenk an Franz Marc)

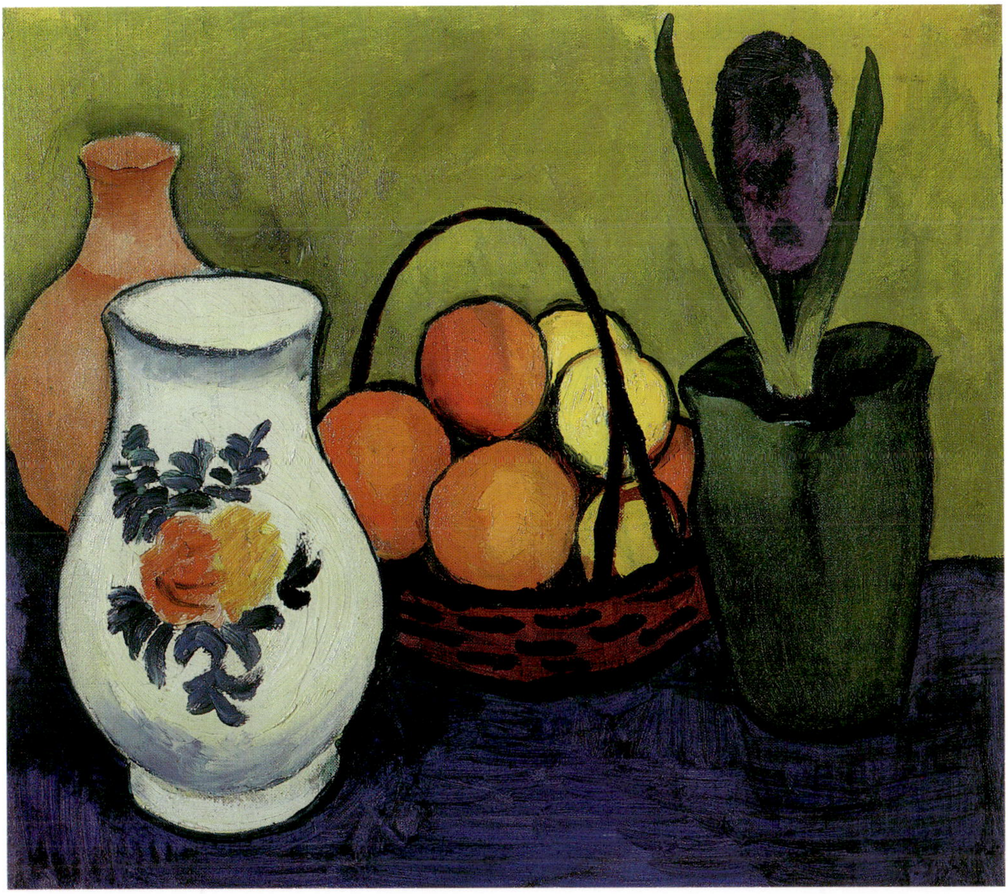

August Macke

15 **Schaufenster**

1913
Tempera und Aquarell
29 x 22,5 cm
signiert und datiert Mitte rechts
Vriesen 383 A

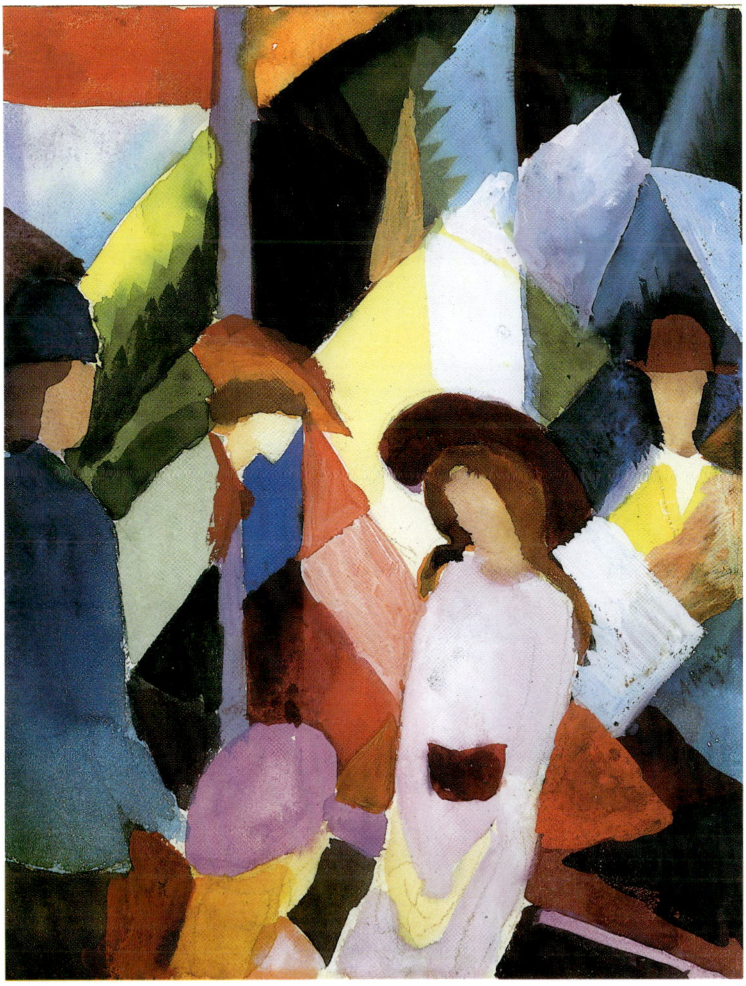

August Macke

16 **Markt in Tunis I**

1914
Aquarell, 29 x 22,5 cm
unbezeichnet
Vriesen 456 A

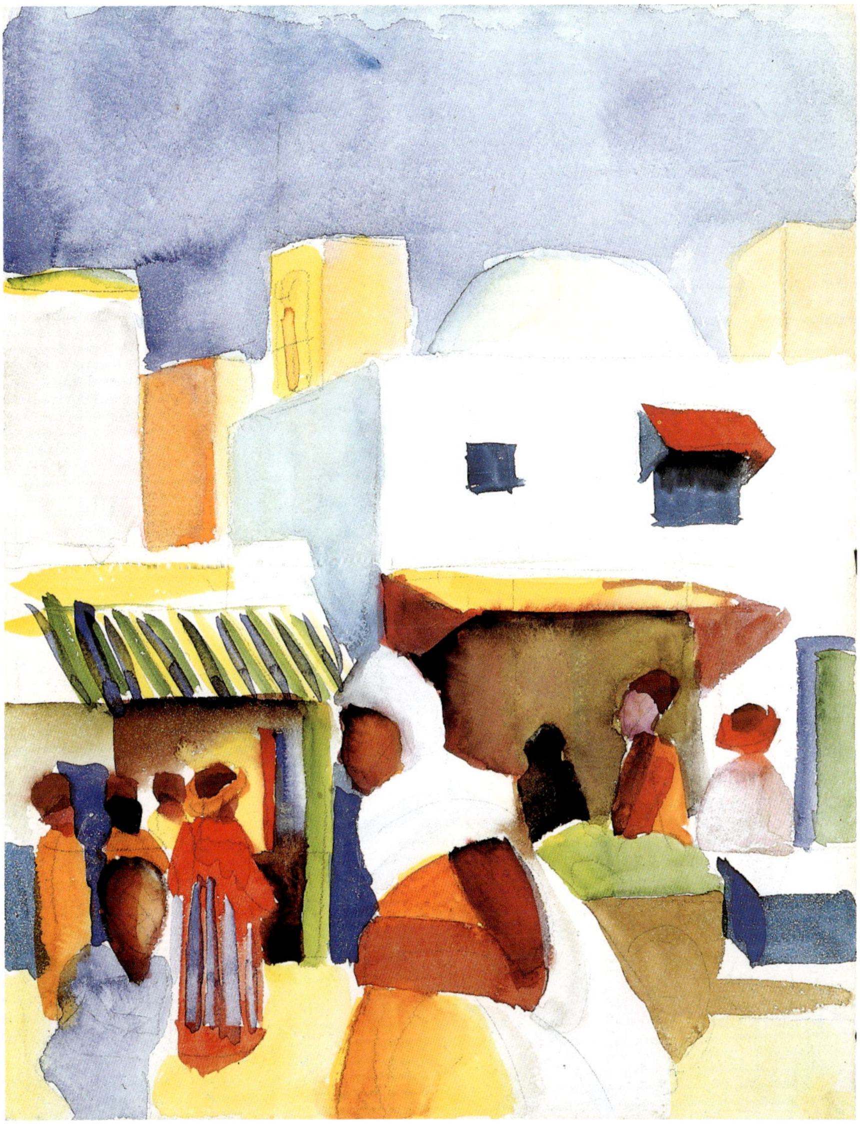

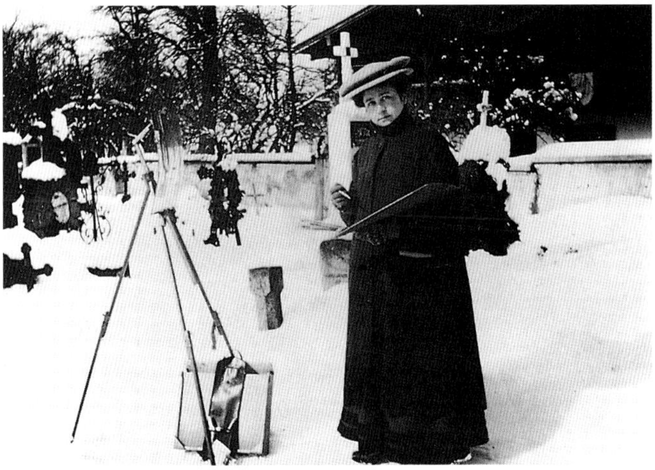

86

Gabriele Münter

Geboren 1877 in Berlin; gestorben 1962 in Murnau. 1878 Übersiedlung der Familie nach Herford. 1884 Übersiedlung nach Koblenz. 1897 Kunstunterricht in Düsseldorf. 1898-1900 Reise nach Amerika. 1901-1902 Schülerin des ›Künstlerinnen-Vereins München‹ bei Angelo Jank. 1902 Besuch der Phalanx-Schule in München, zuerst bei Wilhelm Hüsgen in der Modellierklasse, dann Malunterricht bei Wassily Kandinsky. 1904-1908 Reisen mit Kandinsky. 1908 Rückkehr nach München. Erster Studienaufenthalt mit Kandinsky in Murnau. 1909 Mitbegründerin der ›Neuen Künstler-Vereinigung München‹. 1911 Austritt aus der NKVM, zusammen mit Kandinsky, Marc und Kubin. Gründung der Gruppe ›Der Blaue Reiter‹ mit Kandinsky, Marc, Kubin. Erste Ausstellung des ›Blauen Reiters‹ von Dezember 1911 bis Januar 1912 in der Galerie Thannhauser in München, anschließend in Köln, Gereonsklub, und in erweiterter Form, in der ›Sturm‹-Galerie in Berlin. 1913 Teilnahme am ›Ersten Deutschen Herbstsalon‹ in Berlin. 1916 Auflösung der Lebensgemeinschaft mit Kandinsky. 1917-1920 Aufenthalt in Kopenhagen. 1920-1927 verschiedene Reisen. 1929-1930 in Frankreich. Seit 1931 in Murnau ansässig. (Foto rechts: Wassily Kandinsky, 1905)

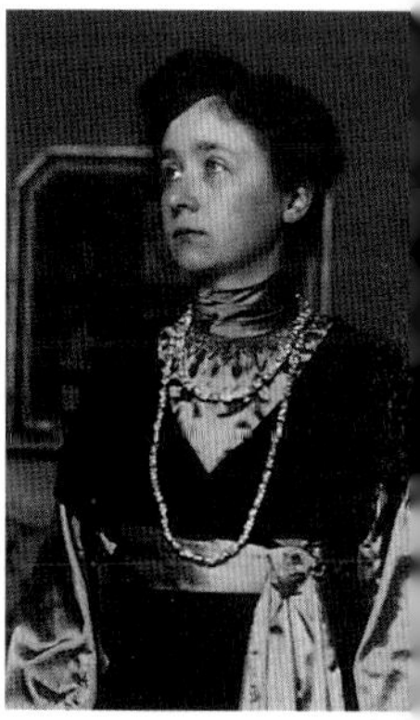

Gabriele Münter

17 **Bootsfahrt mit Kandinsky**

1909
Öl auf Karton, 40,3 x 26 cm
rückseitig bezeichnet: P. 81

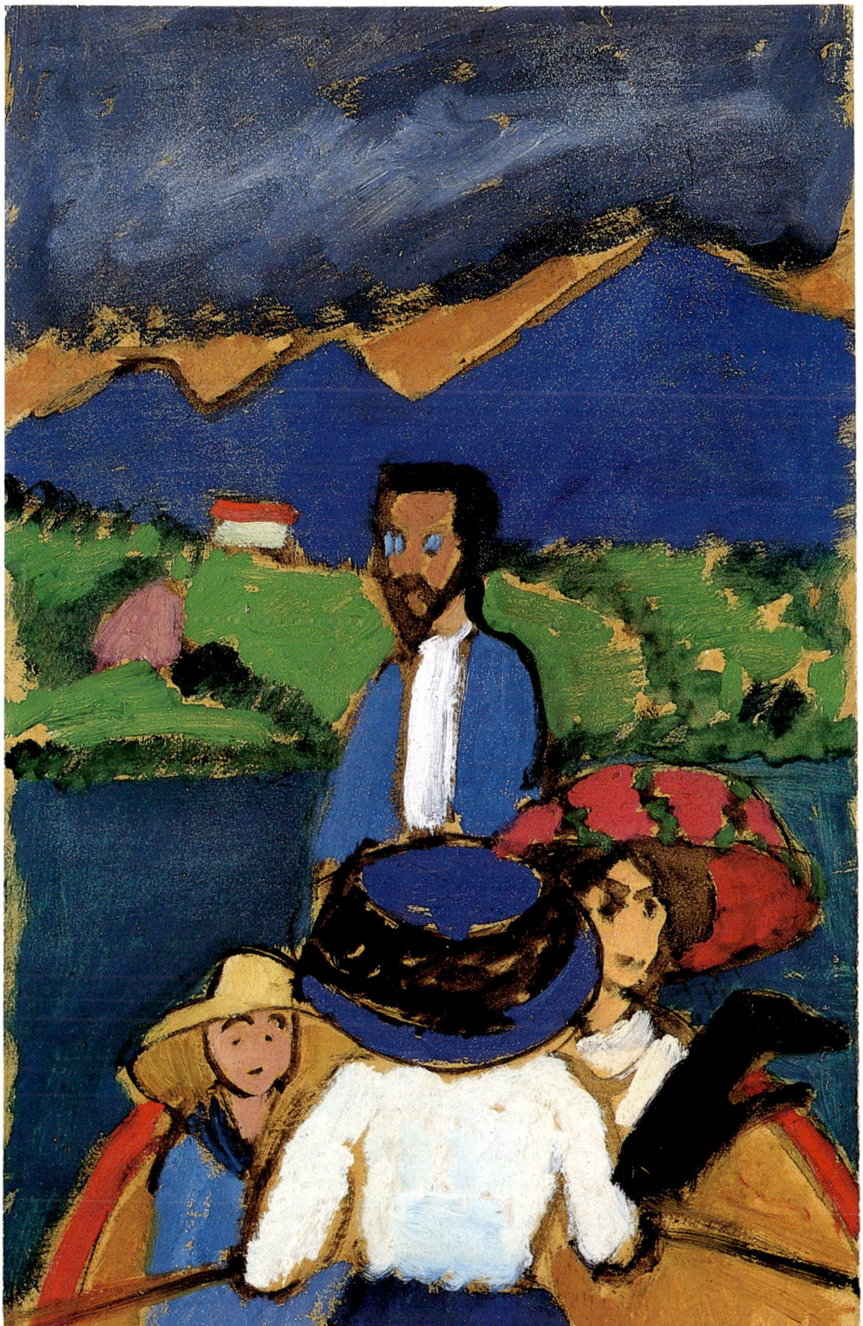

Gabriele Münter

18 **Blumen vor Bildern**

1910
Öl auf Leinwand, 70,5 x 49,5 cm
signiert unten links, datiert unten rechts

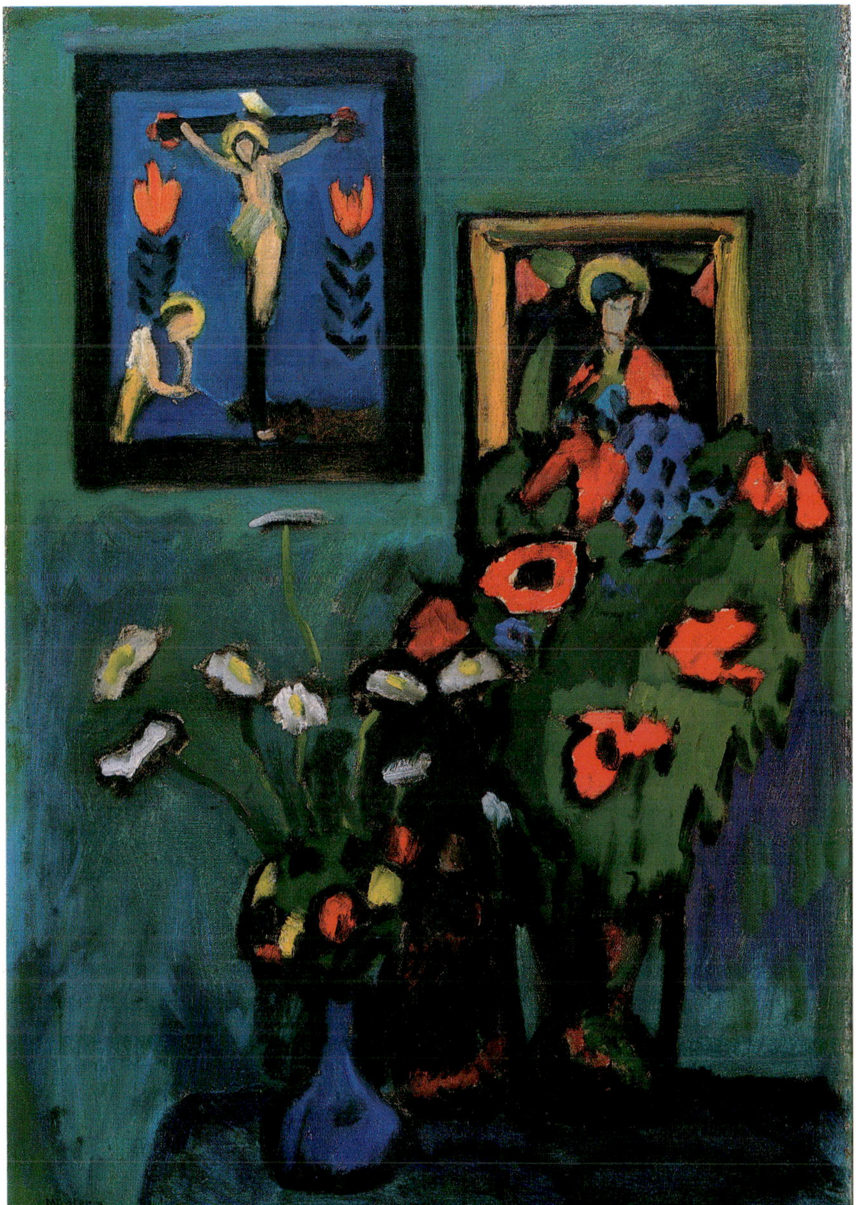

92

Gabriele Münter

19 **Kandinsky und seine Freunde (Nach dem Tee II)**

1911
Öl auf Karton, 51 x 68 cm
monogrammiert und datiert unten links

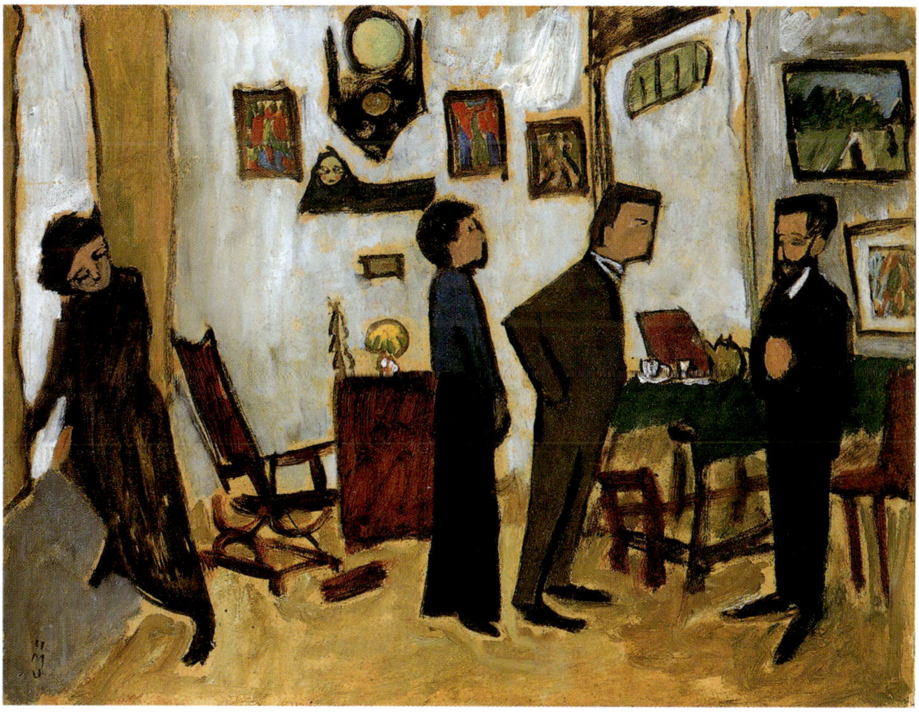

Gabriele Münter

20 **Krank**

1917
Öl auf Leinwand, 78 x 84 cm
signiert und datiert unten links

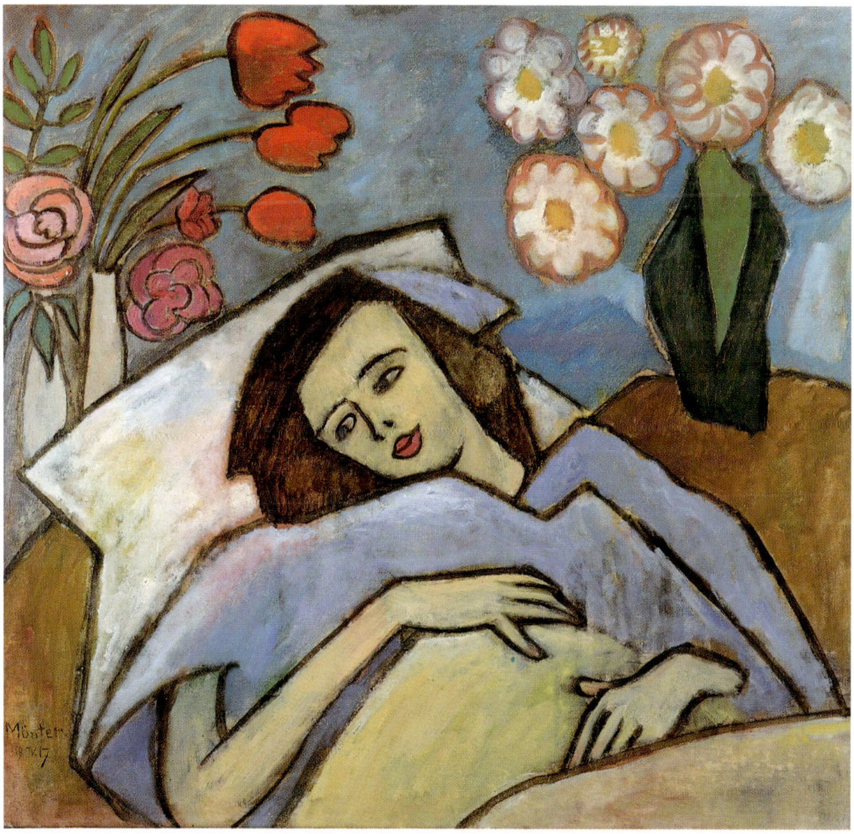

Gabriele Münter

21 See am Abend

1934
Öl auf Karton, 41,2 x 33 cm
monogrammiert unten rechts

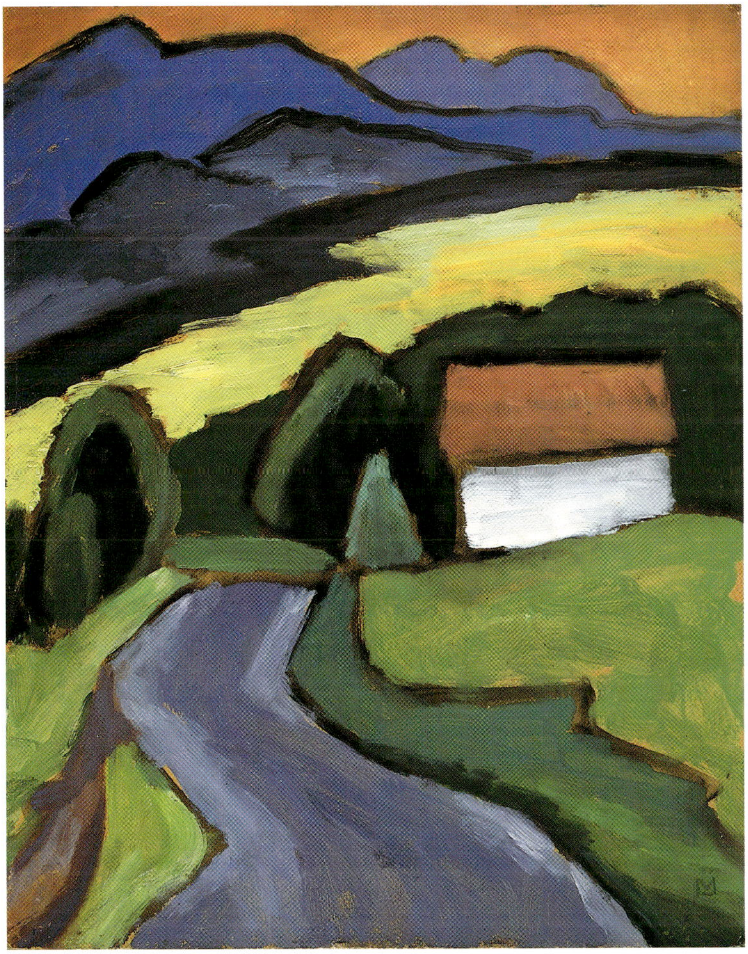

»Der Neue Mensch«

Überlegungen zum Bildnis des Expressionismus

Jutta Hülsewig-Johnen

Kein anderes Thema hat die Künstler des Expressionismus so interessiert wie das Bildnis. Sie haben Landschaften, Städte, Tiere und Stilleben gemalt, aber am allermeisten haben sie Menschen gemalt und – insbesondere – Bildnisse: von ihren Freunden, Modellen, Künstlerkollegen, von ihren Dichterfreunden, ihren Gönnern, ihren ersten Sammlern, von sich selbst. Mit Bildnissen von Paula Modersohn-Becker und Emil Nolde, mit Max Beckmanns ›Quappi in Blau im Boot‹ und ganz besonders mit der Serie der fünf ›Köpfe‹ von Alexej von Jawlensky aus den Jahren 1911 bis 1913, der sich wie kein anderer Künstler der Epoche, und exemplarisch für ihre Themengewichtung, fast ausschließlich auf die Auseinandersetzung mit der menschlichen, vornehmlich der weiblichen, Physiognomie konzentriert, führt die Sammlung der Firmengruppe Ahlers die Vielfalt der Ansätze in der Beschäftigung mit dem Portrait und die Entschiedenheit vor Augen, mit der die Künstler des Expressionismus sich dem Bildnisthema zuwandten.

Das Interesse am Menschen, das den Expressionismus so entscheidend prägt, ist keineswegs allein in der bildenden Kunst der Zeit zu finden. Es ist, viel umfassender noch, ein Zentralthema der expressionistischen Literatur. ›O Mensch!‹ beginnen immer wieder die pathetisch deklamierten Apelle der Dichter an die Zeitgenossen, zu einem neuen Selbstbewußtsein zu finden, das das so sehnlichst erstrebte und von den Literaten so nachhaltig formulierte Ideal vom ›Neuen Menschen‹ im gesellschaftlichen Alltag zu verwirklichen helfen soll. So schreibt 1915 der Dichter Karl Otten: »Nicht die neue Kunst, die neue Dichtung, der neue Geist, sondern der neue Mensch« – sei das zu erstrebende Ziel.[1] Zwei Jahre später, 1917, schreibt ein anderer expressionistischer Literat,

1. Vgl. Jutta Hülsewig-Johnen, O Mensch! Das Bildnis des Expressionismus, Ausst.Kat. Kunsthalle Bielefeld und Kerber Verlag Bielefeld 1992, S. 8

Ludwig Rubiner: »Das Vorbild für die Ereignisse ist der Mensch. Der Mensch ist die Mitte der Welt. ...«[2]

Die expressionistische Bildkunst antwortet der literarischen Emphase, indem sie den Menschen in den Mittelpunkt ihrer bildnerischen Bemühungen stellt. »Die Kunst ist vom Menschen gemacht; seine eigene Gestalt ist das Zentrum aller Kunst. Denn für alles Empfinden ist seine Form und sein Maß Grundlage und Ausgangspunkt ...«, schreibt Ernst Ludwig Kirchner noch 1927 in sein Tagebuch.[3]

Der ›Neue Mensch‹: mit dem Auftreten des Expressionismus auf der kunstgeschichtlichen Bühne ändert sich die Auffassung vom Portrait, von der Darstellung des Menschen im gemalten Bild; wie es beschaffen ist und was es aussagen soll, ist nach herkömmlichen Kriterien nicht mehr zu verstehen. Der Wandel vollzieht sich, radikal und grundsätzlich, in der Folge einer ebenso radikal veränderten Kunstauffassung, die sich seit der zweiten Hälfte des 19. und im frühen 20. Jahrhundert in der europäischen Kunstgeschichte zunehmend durchsetzt und mit der Bildvorstellung der Moderne die neuzeitliche, in der Renaissance begründete Bildtradition ablöst. Das expressionistische Portrait steht in der etwa fünfhundertjährigen Tradition seiner Gattung in der abendländischen Kunst, aber sein Aufkommen revolutioniert diese Bildgattung so grundlegend wie keine Entwicklung in ihrer langen Geschichte zuvor.

Die in der Fülle des Schrifttums zur expressionistischen Kunst erstaunlicherweise eher seltenen eingehenderen Auseinandersetzungen mit dem Portrait gipfeln zumeist in der Diagnostizierung der ›Krise des Individuums‹, die in expressionistischen Bildnissen zu sehen sei.[4] Es wird jedoch der Komplexität der Phänomene und der Bedeutung des Themas nicht gerecht, immer wieder nur das Schlagwort von der ›Ich-Dissoziation‹ des modernen Individuums als Kernbegriff der Interpretation in die Debatte zu werfen. Die ›Versachlichung‹ und ›Verdinglichung‹ des Menschen, die ›Demontage des spezifisch Humanen‹, der ›Verlust der Hoheitszeichen des Menschen‹ (sic!) – was immer das sei – sind beispielhafte Begriffe, mit denen das expressionistische Bildnis beschrieben worden ist.[5]

Was darin zum Ausdruck kommt, ist zweifellos in den Werken versammelt, aber es ist nur ein Teilaspekt im Aussagespektrum der Bilder. Die Auseinandersetzung mit Lebensängsten und existentiellen Notsitua-

2. Vgl. Jutta Hülsewig-Johnen, O meine Zeit! So namenlos zerrissen ..., Ausst.Kat. Kunsthalle Bielefeld 1985, S. 12
3. Ernst Ludwig Kirchner 1880-1938, Ausst.Kat. Nationalgalerie Berlin u.a. 1980, S. 10 f.
4. Vgl. Jutta Hülsewig-Johnen, O Mensch!, a.a.O, S. 8 f.
5. Vgl. Richard Hammann/Jost Hermand, Expressionismus, Berlin 1975, S. 174 ff.

tionen ist für die Künstler des Expressionismus, für die Dichter wie für die Maler, unstrittig ein wichtiges Thema: Lebensangst und Verzweiflung am Dasein, Existenznot, Aggression und Gewalt, zugleich tiefe Depression, sind Topoi der Bilder wie der Gedichte und Schriften. Die Zeit des expressionistischen Jahrzehnts mit ihren politischen, gesellschaftlichen und wirtschaftlichen Umbrüchen, die schließlich in den Ersten Weltkrieg münden, bietet der Kunst Anlaß genug, sich diesen Themen zuzuwenden. Ihr Interesse am Menschen und seinen Lebensverhältnissen hat diese Thematik zwangsläufig im Gefolge. Gleichwohl gilt: das expressionistische Menschenbild zeigt nicht nur die Krise des Individuums im frühen 20. Jahrhundert, es zeigt auch die Suche nach ihrer Überwindung und legt die Spur des Aufbruchs zu einem neuen Selbstverständnis des Menschen.

Das Bildnis des Expressionismus konfrontiert den Betrachter mit einem Bild des Menschen, das die seit der Zeit der frühen Renaissance ausgebildete Auffassung vom Portrait ablöst. Das im Expressionismus entstehende moderne Bild des Menschen ist nur dann angemessen zu verstehen, wenn seine Ausdruckswerte nicht am Leitseil der traditionellen Bildvorstellung diskutiert werden. Geschieht dies, stellt sich der Eindruck, der Mensch sei zum Ding, zur bloßen Sache reduziert, zwangsläufig ein. Ein solches Ergebnis basiert auf falschen Voraussetzungen, weil die Bildauffassung der Moderne die Gültigkeit der traditionellen Kunstauffassung zu ihrem Ende bringt. So gilt, daß Bildnis und Portrait nur unter Berücksichtigung der historischen Bedingtheit ihrer bildlichen Erscheinungsweisen überhaupt zu diskutieren sind.[6]

Das gemalte Bild, das ausschließlich den Menschen oder sogar nur sein Gesicht zum Inhalt hat, ist eine Errungenschaft der Neuzeit. Es hat die Befähigung des Menschen zur Voraussetzung, sich selbst als Individuum zu verstehen, sich ›wichtig‹ zu nehmen und damit sich Bildwürdigkeit zu geben. Erst der sich selbst als Individuum verstehende Mensch kann auch seine Umwelt als Objekt seines Interesses individualisieren. Im späten Mittelalter gewinnt diese neue Denkweise zunehmend an Bedeutung; sie löst schließlich den einzelnen Menschen aus der mittelalterlichen Jenseitsbezogenheit und aus seiner zünftischen Gebundenheit, innerhalb derer er seinen Platz hatte, aber als Einzelwesen keine Geltung beanspruchen konnte, und läßt ihn in seiner individuellen Lebensbefindlichkeit wichtig werden und mit ihm seinen Lebensraum, das konkrete Diesseits. Kunsthistorisch manifest in den Werken des

6. Zur Geschichte der Portraitmalerei vgl. Gottfried Boehm, Bildnis und Individuum, München 1985

Giotto di Bondone (wohl 1267-1337) mit den Fresken der Arenakapelle in Padua liegt die neue Sichtweise auf Mensch und Welt vor. Sie veranschaulicht den Epochenumschwung vom Mittelalter zur Neuzeit, in dessen Folge sich die Bildform des Portraits entwickelt. Die Kunstauffassung der Neuzeit deklariert die Natur, wie sie sich dem menschlichen Auge offenbart, zum Vorbild aller Kunst.

Die Entwicklung des traditionellen Portraits hat diese Bindung der Kunst an die Wiedergabe des Naturvorbilds zur Voraussetzung. In dem Maße, in dem die Kunst der Illusionierung oder Idealisierung der Außenwelt dient, ermöglicht sie auch die Darstellung des Menschen im gemalten Bild. Die malerischen Mittel – Farbe, Form, Perspektive – dienen der Darstellung seiner Haut, seines Haars, seiner Kleidung, seiner Haltung, seiner Mimik. Die Kunst erzeugt den Anschein der Gegenwart einer Person, die aus dem ›offenen Fenster‹ des Bildrahmens heraus auf den Betrachter blickt, nicht anders als dieser in den Bildraum hineinschaut. Dieser Anschein einer personalen Gegenwärtigkeit im gemalten Bild geht so weit, daß das Bild schließlich an die Stelle der realen Anwesenheit der gemalten Person treten kann, so im Bild des Herrschers in Amtsstuben oder als Erinnerung an einen Verstorbenen.

Über dem künstlerischen Vermögen, die Welt ›ins Bild‹ zu setzen, und aus dem christlichen Gedanken heraus, daß der Mensch sich als Ebenbild Gottes verstehen dürfe, entwickelt sich in der Zeit der frühen Renaissance um die Wende vom 14. zum 15. Jahrhundert jene Vorstellung vom selbstbewußten Individuum und mit ihm die Bildauffassung vom Portrait, die im 16. und 17. Jahrhundert ihre Hochphase erreicht. Mit Selbstbildnissen Goyas im frühen 19. Jahrhundert schließlich finden schon Tendenzen einer sich verändernden Auffassung vom Menschen Eingang in die Darstellung, Spuren eines Wandels im menschlichen Selbstverständnis, der den Epochenumbruch von der Neuzeit zur Moderne knapp ein Jahrhundert später einleiten wird.

Im frühen 20. Jahrhundert entledigt sich die Kunst ihrer traditionellen Mimesis-Aufgaben. Die jahrhundertelang von den Künsten respektierte Vorbildlichkeit der Natur kommt zu ihrem Ende, die perfekte, sprich täuschend echte, ›Nachahmung‹ ist nicht länger künstlerisches Ziel. Die Bildform entsteht nun nicht mehr vorrangig aus der anschaulichen Auseinandersetzung mit der Naturform, sondern sie entsteht aus ›innerer Notwendigkeit‹ im künstlerischen Schaffensprozeß, ein Begriff, den Kandinsky in seiner 1912 erschienenen Schrift ›Über das Geistige in der Kunst‹ der Kunsttheorie der Zeit einprägt. Die Bildform wird nun aus imaginativen Quellen entwickelt in einem ›geistig‹ – künstlerischen Schaffensprozeß. Sie steht deshalb nicht mehr in der Nachfolge der

Naturform, sonder tritt als autonomes (›abstraktes‹) Erzeugnis der Kunstschöpfung neben die Naturform und beansprucht unabhängig von dieser Geltung und Bestand.

Mit der Autonomie der Kunst und der bildnerischen Mittel in der freien künstlerischen Bilderfindung, die nicht mehr nachahmt, sondern neue Bildwelten schafft, endet auch die Geschichte der traditionellen Portraitkunst der Neuzeit. Das moderne Bild vom Menschen, das mit der Kunst des Expressionismus entsteht, liefert nicht mehr die Illusion personaler Gegenwärtigkeit des Bildsubjekts. Farben, Formen und kompositionelle Strukturen der Darstellung dienen nun nicht mehr dazu, Haut, Haartracht, Kleidung eines Menschen gemäß seiner lebenswirklichen Erscheinung nachzuahmen.

Das expressionistische Bildnis übersetzt die Realität des Daseins der dargestellten Personen vollständig und restlos in die autonome Realität des gemalten Bildes. Die Bildform wird zum Äquivalent der Naturform; ihre Strukturen und Aussagewerte dienen dazu, Lebensbefindlichkeiten zum Ausdruck zu bringen, Modalitäten und Gegebenheiten des menschlichen Daseins in die Allgemeingültigkeit des Kunstwerks einzubringen. Die menschliche Physiognomie wird im expressionistischen Bildnis übersetzt in Grundformen und Farbwerte. Aus diesem Grundgerüst entwickelt sich die Bildform, die ihre Wirkungsweise aus der weitgehend vom Gegenstandsbezug sich lösenden Farbgebung bezieht. Ihre Harmonien und Dissonanzen, Bezüge und Brüche werden zum bildlichen Äquivalent der Lebensrealität des modernen Menschen. Sein ›wirkliches‹ Aussehen aber, Haarfarbe, Mimik, Kleidung, seine äußere Erscheinung, stehen dabei nicht mehr im Zentrum des künstlerischen Interesses.

Denn die Lebensrealität des modernen Menschen zu Anfang des 20. Jahrhunderts ist in wesentlichen Bereichen seines Daseins höchst unanschaulich geworden. Die Verläßlichkeit der Erscheinungen der Natur, wie sie dem Menschen vor Augen steht als Ausdruck ihres ›wahren‹, inneren Seins, auf die das neuzeitliche Subjekt fast fünfhundert Jahre lang sein Selbstbewußtsein gründen konnte, ist für den modernen Menschen unwiederbringlich verloren. Mensch und Welt haben zugleich ihre allgemeinverbindliche und allgemeinverständliche Form verloren. Es ist nun Sache der künstlerischen Welterkenntnis, die der modernen Lebenswirklichkeit adäquate Bildform zu finden.

Das expressionistische Bildnis bedeutet deshalb nicht die Beschädigung oder Demontage des Menschen, sondern es gibt Auskunft über ein grundlegend verändertes Selbstverständnis, mit dem der Mensch zu Beginn des 20. Jahrhunderts als Folge neuer Erkenntnisse der Wissenschaften umzugehen lernen muß. Es bezeichnet das zeitliche Ende einer Individualitätsidee, die im selbst-bewußten Subjekt gipfelte, das vom 15. bis zum Ende des 19. Jahrhunderts das Wissen des Menschen von sich und seiner Welt prägte. Der moderne Mensch im Aufbruch des 20. Jahrhunderts aber muß lernen, daß seine Lebenswelt und er selbst anders strukturiert sind, als er es jahrhundertelang sicher zu wissen glaubte. Sigmund Freuds psychoanalytische Forschungen, 1900 veröffentlicht, geben dem modernen Menschen Kenntnis von der Tatsache, daß seine Ich-Vorstellung mit seinem Bewußtsein keineswegs so bruchlos und vollständig zur Deckung zu bringen ist, wie es der neuzeitlichen Individualitätsidee entsprach. Nun wird deutlich, daß das Ich Seinsbereiche umfaßt, die dem Bewußtsein ganz unzugänglich sind. Mehr noch, der moderne Mensch kann nicht umhin, sich zu vergegenwärtigen, daß sein Ich aus der Sphäre des Unterbewußten in erheblichem Maße beeinflußt wird und sein so selbst-bewußtes Tun und sein freier Wille durch unbewußte Ängste, Affekte, Triebe mitbestimmt und mitgesteuert werden, die seinem bewußten Denken nicht gegenwärtig sind. Nicht genug damit, daß der Mensch sich selbst auf neue Weise zu verstehen lernen muß, wird auch sein Wissen von seiner Umwelt einer grundlegenden Revision unterzogen. Das moderne Ich wird also nicht nur an sich selbst unsicher, indem es künftig mit einem durch seinen bewußten Willen unbeherrschbaren, unbewußten Teil seines Selbst leben muß, es wird auch seiner Welt unsicher, von der es lernen muß, daß sie in ihren inneren Strukturen ganz anders beschaffen ist, als sie aussieht. Die naturwissenschaftliche Forschung zeigt die Spaltbarkeit des Atomkerns auf, der nun auch nicht mehr als verläßlicher Baustein für die menschliche Vorstellung von der Beschaffenheit der Welt dienen kann. Kandinsky schreibt 1913 in seinen ›Rückblicken‹, daß die Atomkernspaltung auf ihn wie der Zerfall der ganzen Welt gewirkt habe.[7]

Für den Menschen der frühen Moderne lösen Natur und Welt und schließlich das eigene Ich sich auf in unfaßliche energetische Strukturen, die sich der eindeutigen Bestimmbarkeit entziehen.

Das moderne Bild vom Menschen sieht sich dementsprechend vor die schwierige Aufgabe gestellt, einem Subjekt zur Anschauung zu verhelfen, das zwar nun von sich weiß, daß sein Ich sehr viel weiter reicht, als es seinem denkenden Verstand zu ermessen ist, und es in seiner personalen Identität mehr umfaßt, als es sich von sich selbst denken kann, aber es kann nun die Grenzen der eigenen Identität nicht mehr so selbst-bewußt ermitteln, wie das neuzeitliche Ich dies noch vermochte. Zur gleichen

7. Wassily Kandinsky, Rückblicke, Berlin 1913

Zeit wird auch noch der bislang verläßliche Bezugsrahmen zum Weltobjekt unkenntlich, das als Bezugsgröße nun selbst verändert erscheint.

Für diese moderne Erfahrung des Subjekts, von sich selbst nicht mehr genau und verläßlich wissen zu können, welche unbewußten Tiefen die eigene Person in sich einschließt und sich dennoch als integrale wesenhafte Ganzheit aus bewußtem und unbewußtem Dasein zu verstehen und zugleich eine neue Welt-Stellung zu finden, sucht das moderne Portrait den adäquaten bildlichen Ausdruck. Diese Aussage ist im Wege der Nachahmung der Alltagswirklichkeit einer Person, gemäß der traditionellen Portraitparameter, nicht zu leisten. Es ist nur zu leisten über die bildkünstlerische Entwicklung eines Äquivalents zur menschlichen Seinswirklichkeit, das über deren Inhalte und Befindlichkeiten Auskunft geben kann, und zwar ohne, daß diese selbst in der Alltagswirklichkeit der dargestellten Person anschaulich gegenwärtig sein können.

Folglich sehen expressionistische Bildnisfiguren anders aus, als es der Alltagswirklichkeit der dargestellten Personen entspricht. Ein Gesicht, das sich aus roten, gelben, grünen und violetten Farbformen zusammensetzt, gibt keinerlei Auskunft mehr darüber, wie das Modell wirklich aussieht. Vielmehr ist die Vergegenwärtigung innerer, verborgener und daher unanschaulicher Triebkräfte und Affekte einer Person, die ihr Ich ihrem Wesen nach mit-bestimmen, die wichtigere Aufgabe der Bildformulierung. Aus der Verselbständigung der malerischen Mittel aus jedem abbildlichen Bezug, aus der Befreiung der Farbe zur starken, oft reinbunten Wirkung, aus der extremsten Vereinfachung der Form bis zur aussagekräftigsten Grundform eines jeden Gegenstands und sei es das menschliche Gesicht, entwickelt der Expressionismus eine Formensprache, die eine Welt aus Farb- und Formenergien im Bild zu erzeugen vermag, eine Bildwelt aus energetischen Strukturen, die nach neuen, eigenen Farb-Form-Gesetzen organisiert ist und sich gemäß ihrer Harmonien und Kontraste als ein Ganzes zusammenfügt. Der Mensch ist Teil dieser neuen Welteinheit. Die Autonomie der Malerei gibt den Künstlern die Mittel an die Hand, mit denen über Farbklänge, Harmonien, Kontraste und Formbezüge Ausdrucksenergien im Bild formulierbar werden, die den Menschen nicht mehr von der Seite seiner äußeren Erscheinung zu erfassen suchen, sondern der affektiven, emotionalen Lebenswirklichkeit als dem unbewußten, unanschaulichen Zentrum des Ich nahezukommen trachten.

Die im Alltagsgesicht unanschauliche, unsichtbare, unbewußte Tiefe der Person, die die affektiven Triebkräfte des Ich in sich sammelt, wird, in die Farb- und Formenergien des Bildes übersetzt, darstellbar. Suchte das traditionelle Portrait den Menschen aus der Verbildlichung seiner äußeren Erscheinung und seines ›sich äußernden‹ Verhaltens heraus zu verstehen, so geht es den Expressionisten um das Verständnis der inneren Triebkräfte, um das Wesen des Menschen im Kern zu erfassen. Haß und Liebe, Ängste, Existenznot, Getriebensein, Glückserlebnis, Emphase und Euphorie, die Gegenwart des Guten wie des Bösen im Wesen des Ich – bei Noldes ›Mann und junge Tochter‹ verbildlicht als Engel und Dämon in menschlicher Gestalt: das Spektrum der emotionalen Realität des modernen Ich kommt im Bildnis des Expressionismus zum Ausdruck. Es versteht und zeigt den Menschen von der Seite seiner sensitiven und affektiven Lebenswirklichkeit her und läßt die Kategorie der äußeren Erscheinung nach Maßgabe der vom kontrollierenden Intellekt verfügten gesellschaftlichen Normen weitgehend unbeachtet. Das Bildnis des Expressionismus ist das bildliche Analogon zur emotionalen, affektiven, auch die unbewußten Tiefen der Person umfassenden Lebenswirklichkeit des modernen Ich. Der ›Neue Mensch‹, den die Dichter des Expressionismus fordern, ist als derjenige zu identifizieren, den das expressionistische Bildnis zeigt: ein Ich, das sich nicht länger allein von der verstandesmäßigen Seite her begreift, sondern das seine emotionale Gegenwart in der Welt in seine Ich-Vorstellung integriert, in seinem Selbst Intellekt und Affekte versammelt weiß und ein Selbst-Bewußtsein zu entwickeln imstande ist, das über die rigiden Normierungen und Reglementierungen der ›alten‹ Ordungsvorstellungen des Daseins hinausführt. Der ›Neue Mensch‹ ist der unkonventionelle Mensch, weil die intellektuell-emotionale Lebenswirklichkeit des modernen Ich sich nicht mehr an die Beschränkungen der gesellschaftlich verbindlichen Konventionen gebunden fühlt.

Tatsächlich zeigt uns das Bildnis des Expressionismus ein zutiefst unkonventionelles Menschenbild, das alle Verbindlichkeiten früherer Bildauffassungen und Darstellungsweisen außer Kraft setzt. Mit der Idee der Unkonventionalität formuliert das expressionistische Bildnis jenes Moment, mit dem die ›Krise‹ des aus der Tradition der Neuzeit ererbten Individualbegriffes durch das neue Selbstverständnis des modernen Menschen überwunden wird.

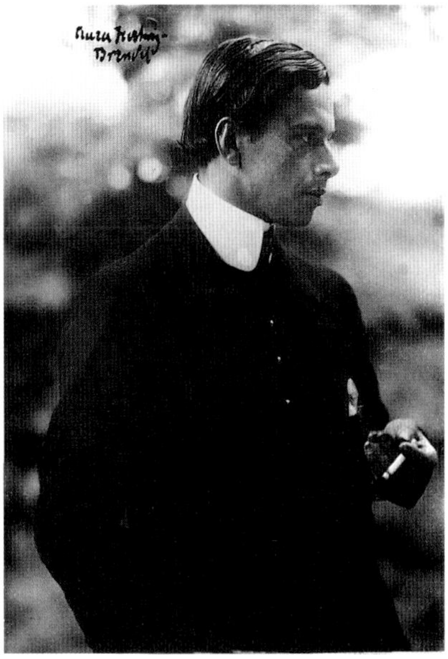

Über die Malerei: Die Malerei ist die Kunst, die auf der Fläche ein sinnliches Erlebnis darstellt. Das Mittel der Malerei ist die Farbe als Fläche und Linie. Der Maler gestaltet die sinnliche Konzeption seines Erlebnisses zum Werk. Durch stete Übung weiss er seine Mittel anzuwenden. Es gibt keine festen Regeln dafür. Die Gesetze für das einzelne Werk bilden sich bei der Arbeit aus der Persönlichkeit des Schaffenden, aus der Art der Technik und der Aufgabe. Man kann die Gesetze aus dem fertigen Werk ablesen, aber nie kann man auf Gesetzen und Vorwurf ein Werk aufbauen. Die sinnliche Lust am Geschehen ist der Ursprung aller bildenden Kunst von Anfang an. In der heutigen Zeit übernimmt die Photographie die exakte Darstellung. Die davon frei gewordene Malerei bekommt ihre ursprüngliche Bewegungsfreiheit zurück. Die instinktive Steigerung der Form im sinnlichen Erlebnis wird impulsiv auf die Fläche übertragen. Das technische Hilfsmittel der Perspektive wird zu einem Mittel der Komposition. Durch die restlose Umsetzung des Erlebnisses in die Arbeit entsteht das Kunstwerk.

E. L. Kirchner

Text aus der ›Chronik der Künstlergemeinschaft Brücke‹, 1913, S. 6 (abgebildet auf Rückseite Katalognummer 29)

Ernst Ludwig Kirchner

Geboren 1880 in Aschaffenburg; gestorben 1938 durch Freitod in Frauenkirch bei Davos. 1901-1903 Architekturstudium in Dresden an der Technischen Hochschule. Freundschaft mit Fritz Bleyl. 1903 Wechsel an die Technische Hochschule München. Besuch der Kunstschule von Wilhelm von Debschitz und Hermann Obrist. 1904 Fortsetzung des Studiums in Dresden. Freundschaft mit Erich Heckel. 1905 Mitbegründer der Dresdner Künstlergemeinschaft ›Die Brücke‹. 1909-1911 Sommeraufenthalte an den Moritzburger Teichen, zusammen mit Erich Heckel und Pechstein. 1910-1911 Mitglied der Berliner ›Neuen Sezession‹. 1911 mit Otto Mueller in Böhmen. Übersiedlung nach Berlin. Gründung des MUIM-Instituts (Moderner Unterricht in Malerei) zusammen mit Pechstein. 1912-1914 Sommeraufenthalte auf Fehmarn. 1913 ›Brücke‹-Chronik, führt zur Auflösung der Gruppe. 1914 Mitglied der Berliner ›Freien Sezession‹. 1915 Kriegsdienst in Halle. Seelischer und körperlicher Zusammenbruch. 1916 Sanatoriumsaufenthalt. 1917 Übersiedlung in die Schweiz. Ab 1929 Wandbildentwürfe für das Folkwang-Museum in Essen. 1931-1937 Mitglied der Preußischen Akademie der Künste. 1937 als ›entartet‹ verfemt. 639 Werke werden beschlagnahmt. (Foto: 1912/13; Fotoarchiv Bolliger/Ketterer, Wichtrach/Bern)

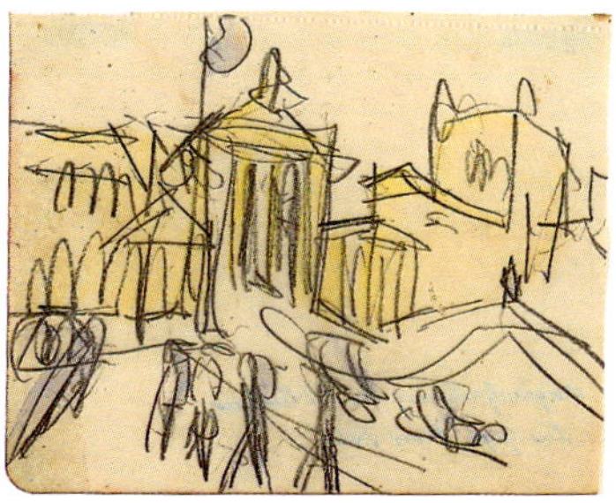

Ernst Ludwig Kirchner

22 **Das Brandenburger Tor in Berlin**

1914/15
Aquarell über Zeichnung
in Zimmermannsbleistift
15,8 x 20 cm
rückseitig bezeichnet von Lise Gujer
(Frontispiz)

23 **Brandenburger Tor, Berlin**

1915
Öl auf Leinwand, 50 x 70 cm
signiert unten rechts
Gordon 437

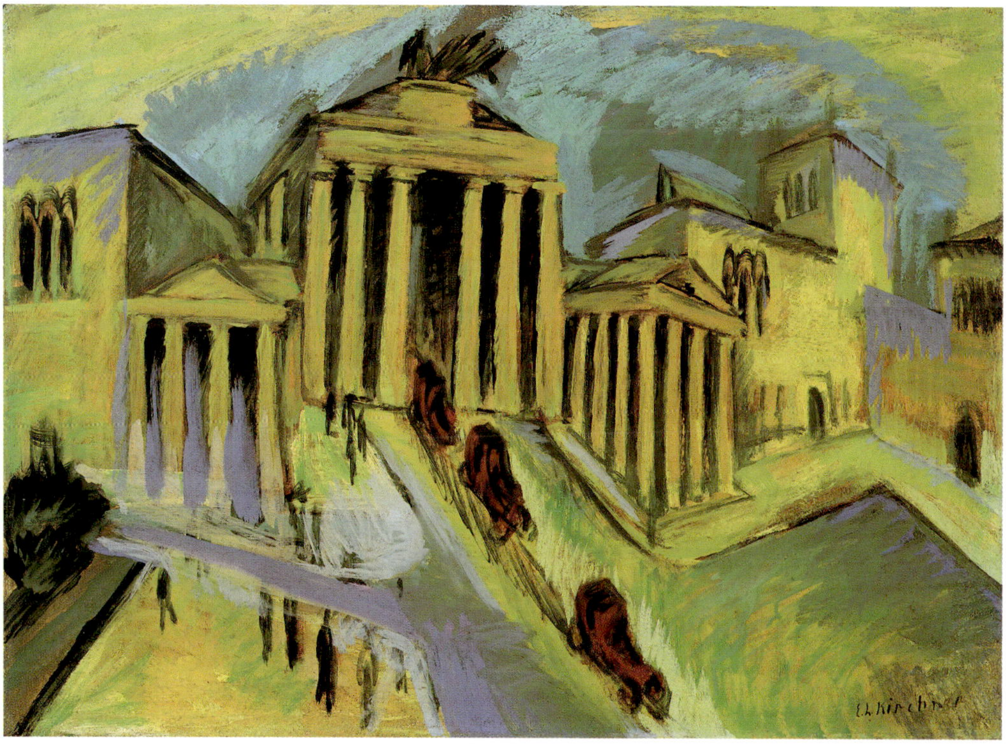

Ernst Ludwig Kirchner

24 Mädchen mit Katze, Fränzi

1910
Öl auf Leinwand, 88,5 x 119 cm
monogrammiert Mitte oben
Gordon 124

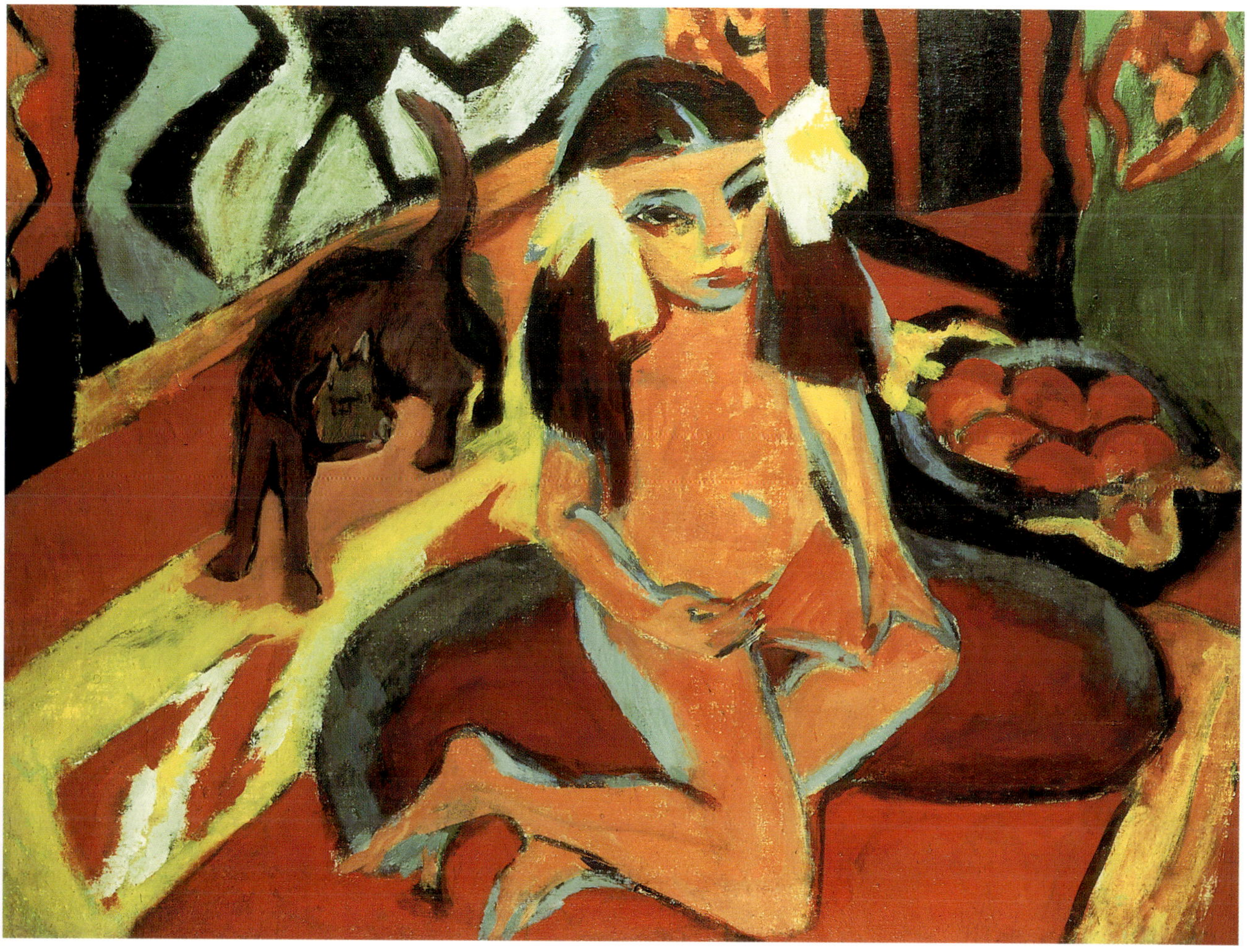

Ernst Ludwig Kirchner

25 **Nackte Tänzerinnen**

1909
Holzschnitt, 33 x 55,5 cm
signiert unten rechts
Dube 140/I

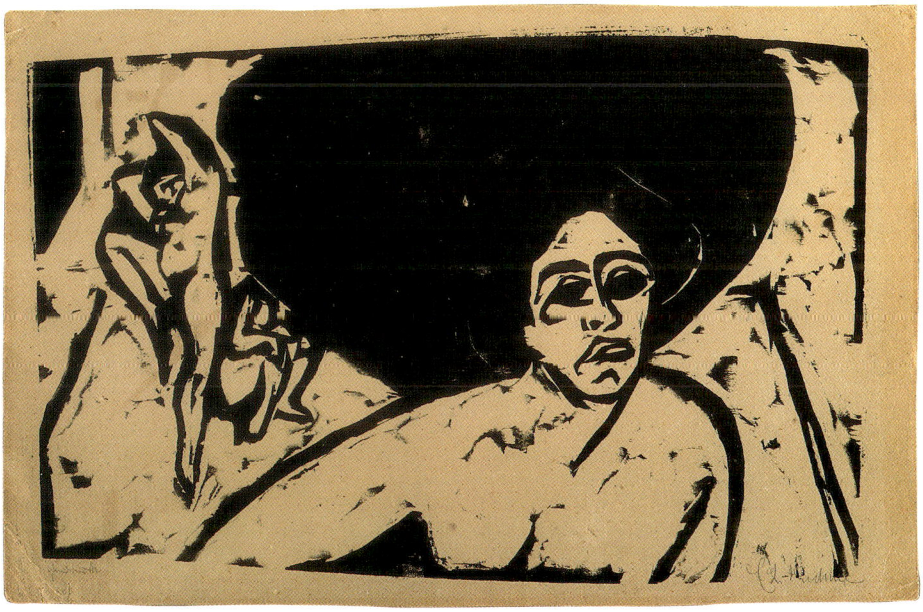

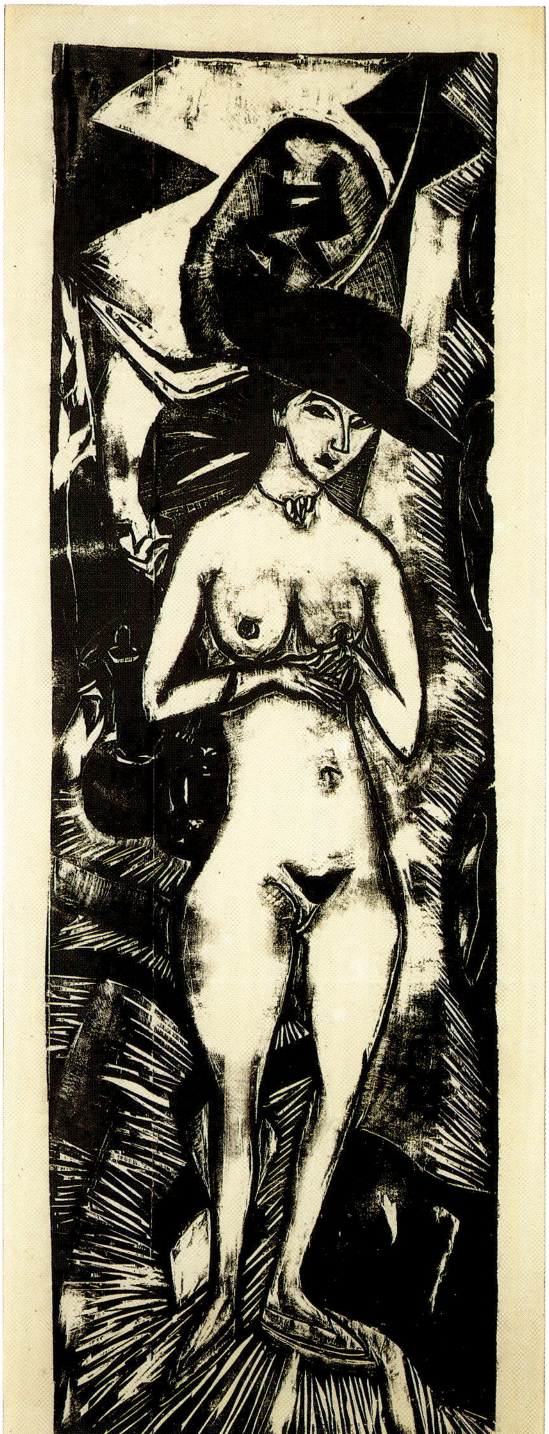

Ernst Ludwig Kirchner

26 **Akt mit schwarzem Hut**

1912
Holzschnitt, 65,8 x 21,7 cm
signiert unten rechts
Dube 207/I

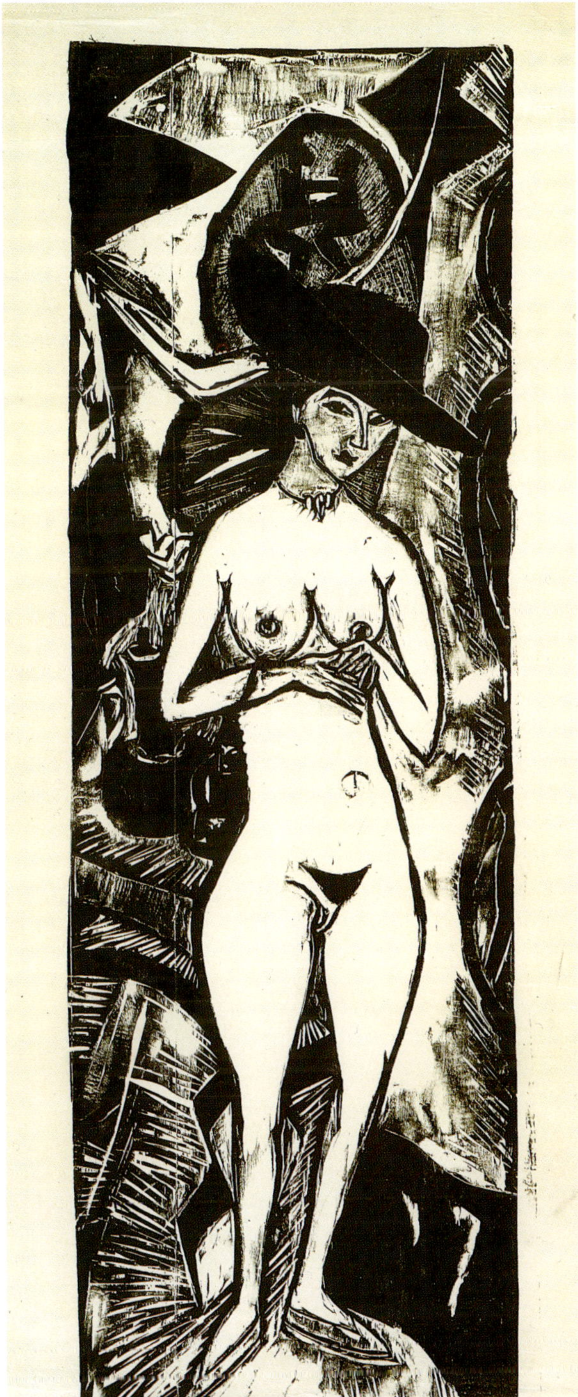

27 **Akt mit schwarzem Hut**

1912
Holzschnitt, 66,1 x 21,5 cm
unbezeichnet
Dube 207/II

Ernst Ludwig Kirchner

28 Kokotte auf der Straße

1915
Farbholzschnitt, 34,7 x 24,7 cm
signiert unten rechts
Dube 257

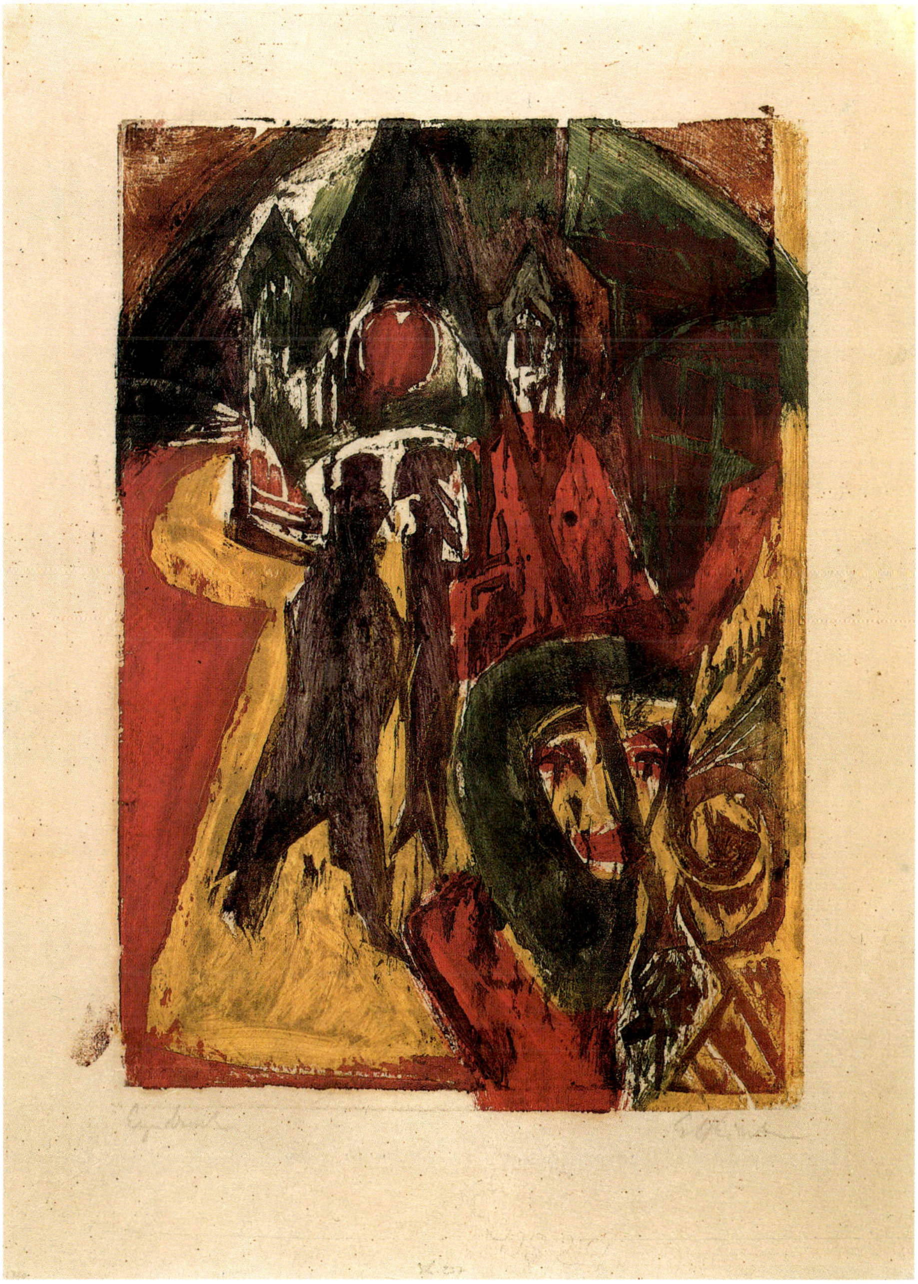

118

Ernst Ludwig Kirchner

29 Frauen am Potsdamer Platz

1914
Holzschnitt, 51/52 x 37,5 cm
signiert unten rechts
Dube 239/II
(rückseitig Brücke-Chronik, s. S. 106)

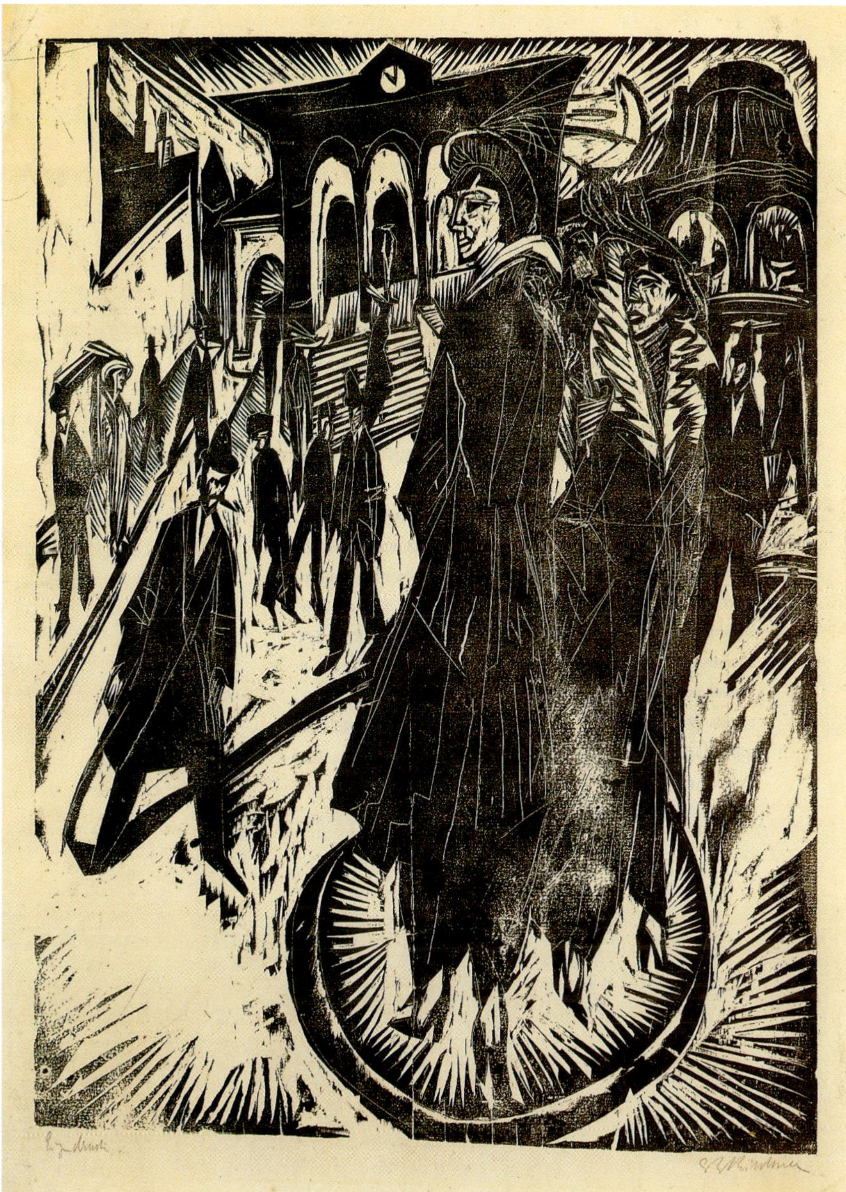

Ernst Ludwig Kirchner

30 Wettertannen

1919
Farbholzschnitt, 62 x 33,6 cm
signiert unten rechts
Dube 392 bII

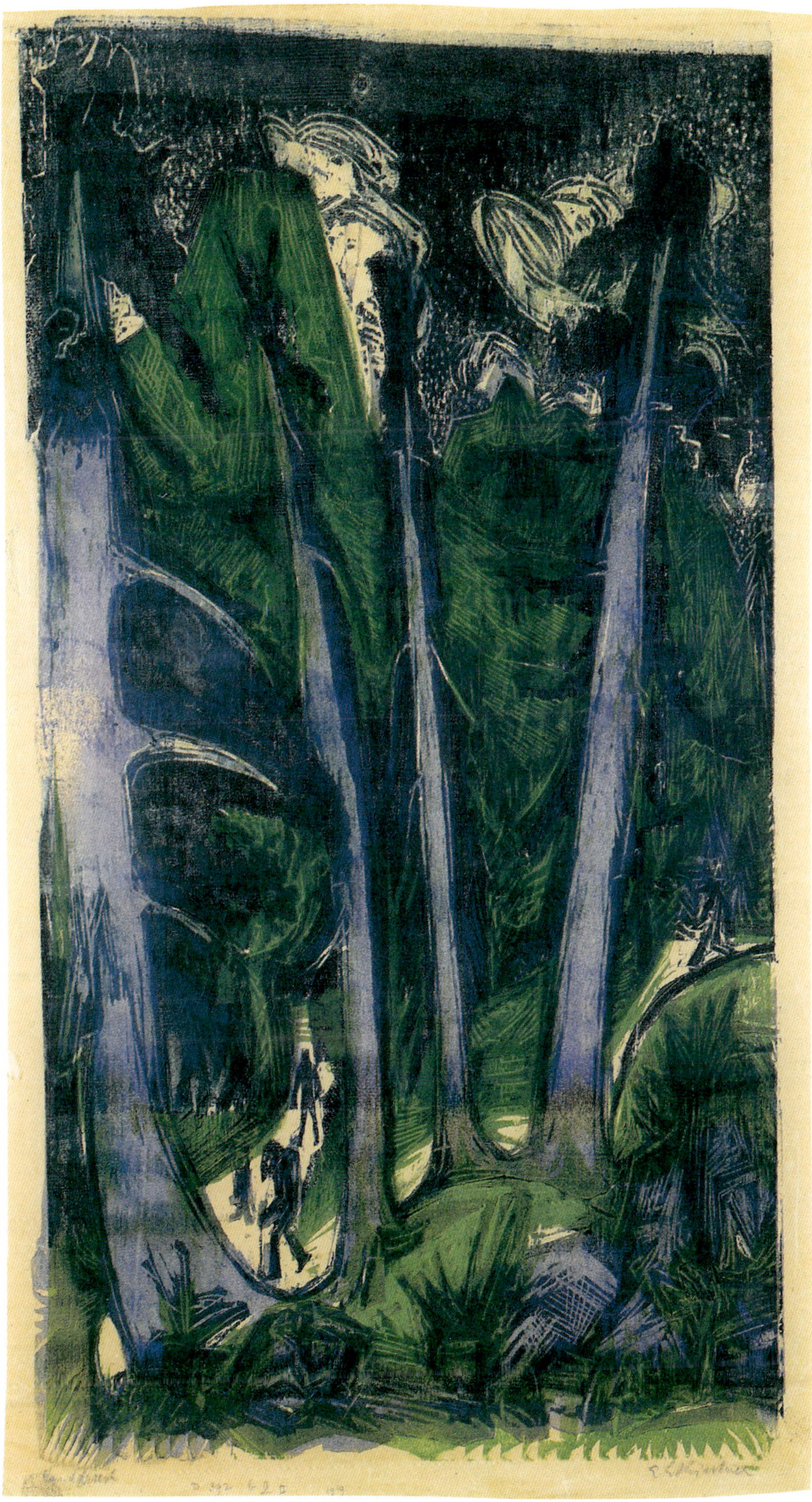

Ernst Ludwig Kirchner

31 **Wintermondnacht**

1919
Farbholzschnitt, 30,5 x 29,5 cm
signiert unten rechts
Dube 390 Probedruck

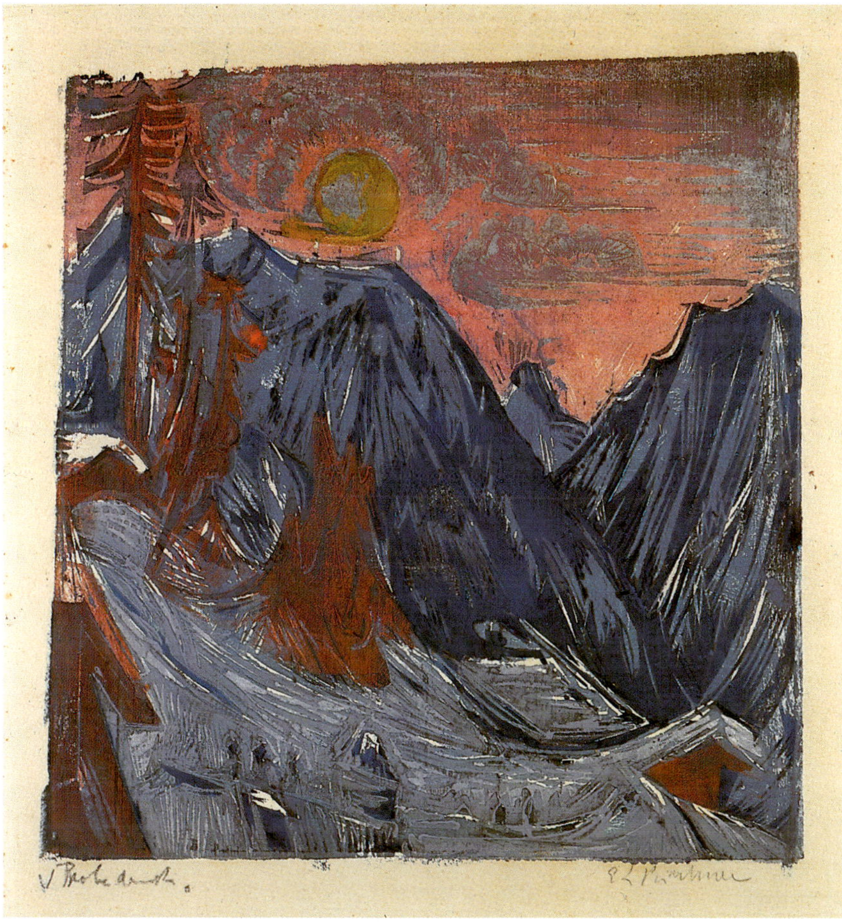

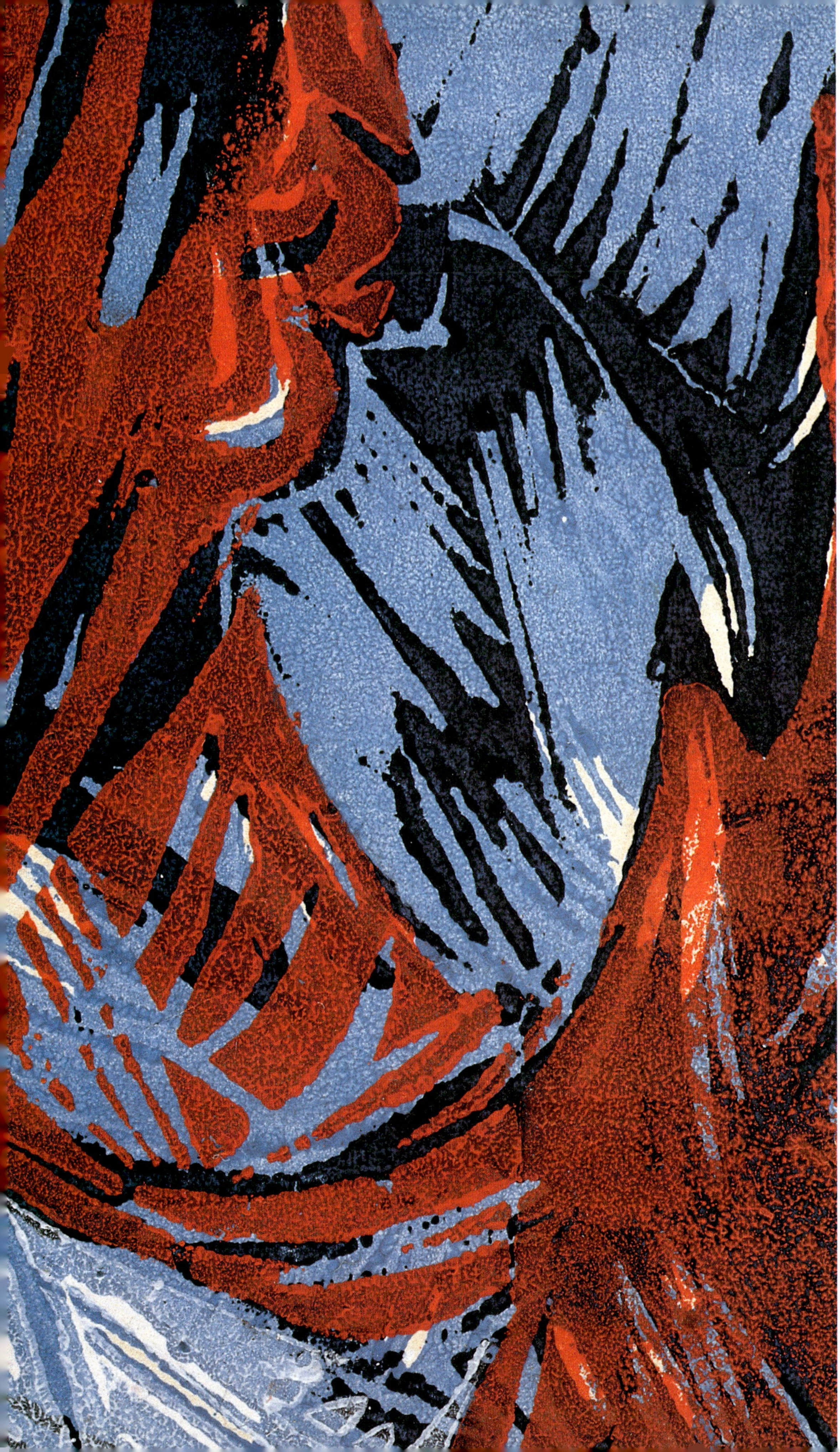

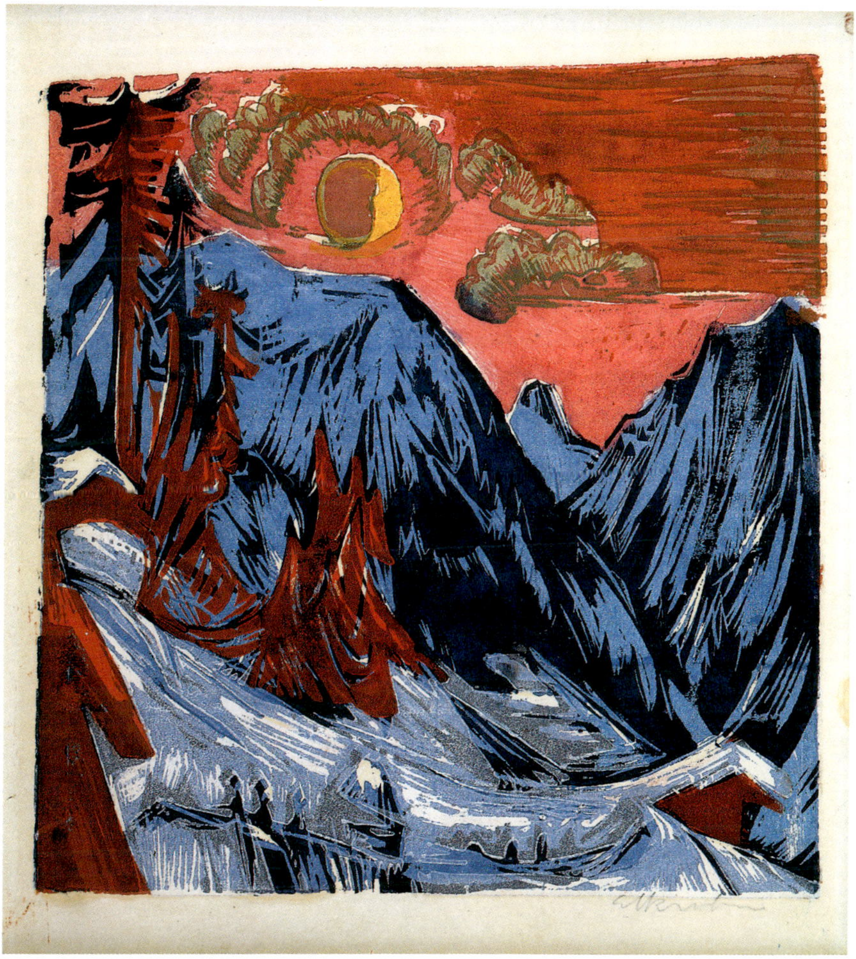

Ernst Ludwig Kirchner

32 **Wintermondnacht**

1919, Farbholzschnitt, 30,5 x 29,5 cm, signiert unten rechts, Dube 390/4 zusätzlich mit Grau

»Mein Ich ist fort. Es macht die Sternenreise.[1]«

Ernst Ludwig Kirchner in der Sammlung der Firmengruppe Ahlers

Annemarie Dube-Heynig

Einer der Schwerpunkte der vornehmlich dem Expressionismus gewidmeten Sammlung Ahlers bilden hervorragende Arbeiten von Ernst Ludwig Kirchner, seiner Malerei und vor allem seiner Graphik, von der der Künstler jeweils nur wenige Abzüge herstellte. Dabei ist der Kontext der künstlerischen Entwicklung dieser spannungsvollen Persönlichkeit mit Höhepunkten von absoluter Qualität belegt.

Die kostbare Auswahl setzt ein mit dem in Dresden entstandenen Holzschnitt der ›Nackten Tänzerinnen‹ (Abb. S. 113) von 1909. Als Ernst Ludwig Kirchner diesen Holzstock schnitt, lagen bereits fünf Jahre graphischer Arbeit mit etwa 140 Holzschnitten und über 200 Radierungen und Lithographien als bewältigte Leistung hinter ihm.

Erstmals wählte er nun große Formate, der Stock mißt 35 x 57 cm, und einen spröden, großporigen, hellgrauen Karton, um die Intensität und Kraft seiner Vorstellung zu verdeutlichen. Die geschlossene Schwarzfläche bildet den Kontrast zu der von Konturen und Flecken der Maserung unterteilten weißen Fläche. Wie in einem Bühnenraum schiebt sich die Halbfigur der Tänzerin nach vorn, während die bewegten Akte links die Darstellung differenzieren und mit der zum Teil unterbrochenen Rahmenlinie zum Bild schließen.

Es war die Welt des Varieté und des Zirkus, ihre bunte Farbigkeit und Lebendigkeit im Wechsel der freien und doch präzisen Bewegung, die Kirchner unwiderstehlich anzog und die er wie kein anderer in seinen Arbeiten festzuhalten vermochte.

1. Paul Boldt, In der Welt, 1913

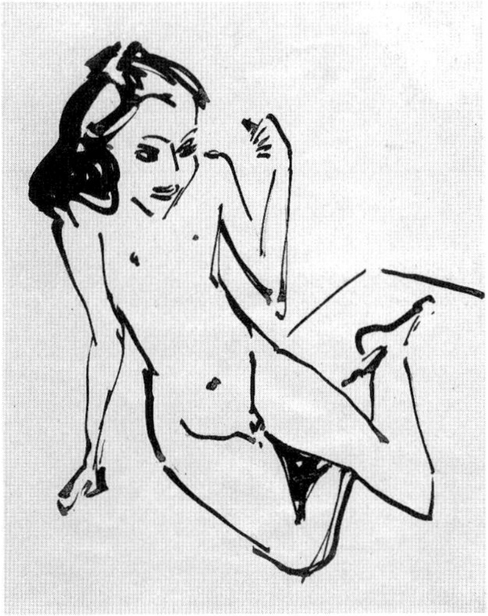

Ernst Ludwig Kirchner: Fränzi, Tuschfederzeichnung auf Papier 1910, 18,2 x 15,8 auf 21 x 17,3 cm.

von Grün, Violett und Schwarz. Der Eindruck eines blutigen Karnevals stellt sich ein.

Der Krieg zeigte sein furchtbares Gesicht. Kirchner brach als Soldat während der Ausbildung 1915 seelisch und körperlich zusammen. Als Chronist seiner Zeit setzte er seine Arbeit trotz allem fort, so schuf er das erschütternde Gemälde des ›Brandenburger Tores‹ (Abb. S. 109).

Wie von einer Scholle des Weltenbebens emporgehoben ragt das Siegestor mit seiner Quadriga und den klassizistischen Anbauten in den explosivisch gefächerten Himmel. Auf den Straßen sind die wenigen Menschen wie Schemen fast ausgelöscht. Gleich unheilbringenden Robotermaschinen rollen die drei Automobile gespenstisch drohend auf den Platz. Die Gebäude in ihren fahlen Zwischentönen von Gelb, Blau und Grün lassen die Hohlräume dräuend und beängstigend dunkel und leer. Symbolhaft entsteht die Fata morgana der stürzenden Polis im Untergang des Abendlandes.

Die Kräfte verlassen Kirchner. Die Freunde befürchteten seinen Tod. Sie retteten den Künstler in die neutrale Schweiz und hofften, daß ihm von dort Hilfe käme. Das Wunder geschah. Der Geist regiert den Körper. Ernst Ludwig Kirchner fand Genesung angesichts der großen, ihn umgebenden Natur.

Eines der ergreifendsten und schönsten Zeugnisse dieser neuen Wirklichkeitsaneignung ist der Farbholzschnitt der ›Wintermondnacht‹ (Abb. S. 125), den die Sammlung Ahlers in zwei sehr unterschiedlichen Fassungen faszinierend zeigt. In einem Brief vom 20. 1. 1919 beschrieb Kirchner das zugrunde liegende Naturereignis: »Dabei war heute morgen so ein wundervoller Monduntergang, auf rosa Wölkchen der gelbe Mond und

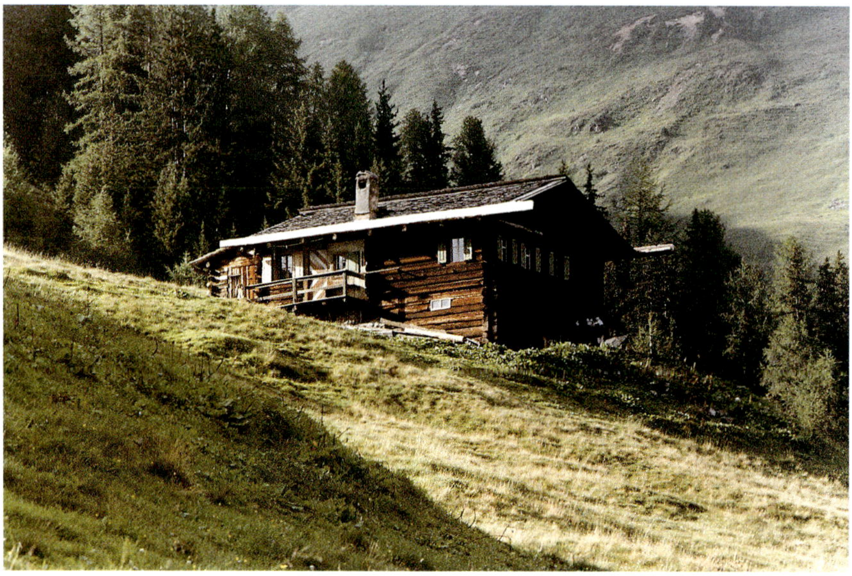

Ernst Ludwig Kirchners Hütte auf der Stafelalp oberhalb von Davos-Frauenkirch.

die Berge rein tiefblau, ganz herrlich, ich hätte so gern gemalt. Aber kalt war's, sogar mein Fenster gefroren, trotzdem ich die ganze Nacht gefeuert habe.« Kurz darauf malt Kirchner das Bild und schneidet den Farbholzschnitt. Der vom Künstler mit ›Probedruck‹ bezeichnete Abzug schildert – völlig einmalig – den Beginn dieser Wintermondnacht. Noch ist der Mond verdeckt hinter den grauen Nebeln der starren, kalten Nacht, welche die Einzelheiten der Bergwelt einhüllen und verschatten. Eine violette Farbskala im Zusammenspiel von Rot und Blau, dem matten Gelb des Mondes und dem über Blau oxydierten Weiß liegen über dem Ganzen der Landschaft.

Im zweiten Zustand haben die Wolken den Mond freigegeben. Sein Licht läßt den Himmel erglühen; Berge und Tal, Tannen und Hütte leuchten auf, das Nahe und Ferne werden sichtbar und eine wunderbare Klarheit entsteht. Der Blick des Betrachters wandert zwischen den beiden Varianten der Abzüge und vermag nur schwer zu entscheiden, welche mehr ergreift – die verhaltene oder die aufgelichtete – beide bleiben überirdisch schöne, festgehaltene Augenblicke eines sich ewig wandelnden Schauspiels der Natur.

Noch war Kirchner ans Haus gefesselt, doch wenige Monate danach bezog er wieder, zunehmend gesundend, seine höher gelegene Hütte auf der Stafelalp.

tes dort steigerte sich seine Sensibilität gleich einem Seismographen für sein Umfeld. Der Künstler nahm die ungeheueren Spannungen wahr, die sich unter der farbigen Oberfläche einer trügerisch heilen, bürgerlichen Welt entwickelten. Er empfand die Gefährdung dieser Stadt und ihrer Menschen, den Tanz auf dem Vulkan.

In dem großen Holzschnitt der ›Frauen am Potsdamer Platz‹ (Abb. S. 119) von 1914 stehen die beiden auffallend modisch gekleideten Kokotten wie ausgeschieden auf ihrer Straßeninsel, inmitten der bedrängenden Architektur und den auf sie zustrebenden Freiern. Eine verführerische Schönheit entfaltet sich in der Dämonie dieses Nachtstückes.

Wir kennen tiefschwarze Drucke von großer Monumentalität. Der weniger dunkel eingefärbte Stock der Sammlung Ahlers bringt das Schemenhafte und Zerbrechliche des Vorganges spürbarer zum Ausdruck. Die Aggressivität und Bedrohung des Ortes wird deutlich in den Schwärzen und grellen Helligkeiten, den Spitzen und Kanten des Schnittes im Gegensatz zu den feinen, fragilen, nervigen Linien vor allem in den Kleidern und Hüten der Personen, die an die Fäden eines unheimlichen, makaberen Marionettentheaters erinnern.

Früh nahm Kirchner auch in seiner graphischen Arbeit die Farbe hinzu. Gelegentlich ging er dabei so weit, daß die Ausdrucks- und Gestaltungskraft der Farbe vornehmlich die Abzüge bestimmte. Diese seltenen Monotypien variieren in immer neuen Einfärbungen; zur Druckfarbe konnten auch Tempera- und Ölfarben hinzutreten.

Die farbige Monotypie ›Kokotte auf der Straße‹ (Abb. S. 117) von 1915 ist ein solcher einmaliger Farbholzschnitt. Im Hintergrund ist die Gedächtniskirche zu sehen, im Vordergrund unter aufgespanntem Regenschirm der Oberkörper der Frau und dazwischen ein nach rechts schreitendes Paar. Die heftigen Farben Rot und Gelb scheinen zu bersten und den Holzstock zu sprengen. Sie werden gesteigert und differenziert

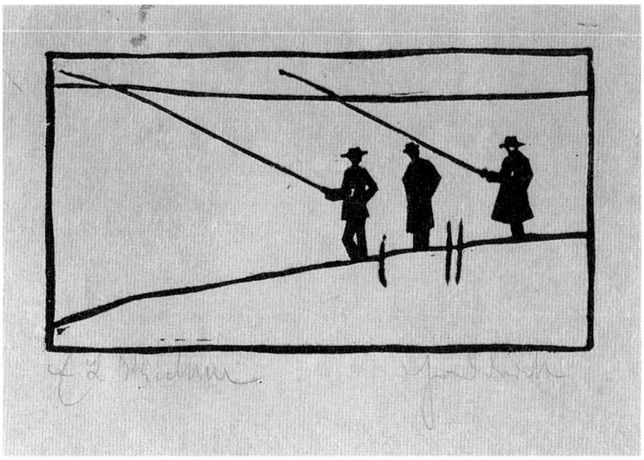

Ernst Ludwig Kirchner;
Die Angler, Linolschnitt
1904, Dube H 20,
8,2 x 15,4 cm

Das Gemälde der ›Sitzenden Fränzi mit Katze‹ (Abb. S. 111) von 1910 entstand in der intimen, vertrauten Atmosphäre des Dresdner Ateliers. Es ist die kindlichste Darstellung des jungen Mädchens von Kirchners Hand, zart und einfühlsam gemalt. Während in den übrigen Fränzibildern die Farben heftig mit schwarzen Akzenten erscheinen, ist hier die Schilderung von liebevoller Anmut. Kind und Katze sind sich nahe und wie geborgen in der Atelierecke mit farbigen Kissen, Vorhängen, Teppich und Fruchtschale. Möglich, daß Kirchners spätere Überarbeitung des Bildes, die vornehmlich die coellinfarbenen Partien und vielleicht auch die Katze betrifft, diesen kostbaren Reiz nochmals verstärkt hat.

Eine ähnliche Intimität und Vertrautheit vermittelt der Holzschnitt ›Akt mit schwarzem Hut‹ (Abb. S. 114/115), der in der Sammlung Ahlers im ersten und zweiten Zustand vorhanden ist. Kirchners Freundin Dodo steht mit breitem Hut und schmalen Schuhen, geschmückt mit Kette und Armband, nackt im Dresdner Atelier, umgeben von den mit Figuren und Ornamenten bemalten Vorhängen und einem kleinen Stilleben links. Das Format des Stockes ist hoch und schlank wie die Gestalt der feingliedrigen Frau. Sie hat die gleichen Proportionen, die Lucas Cranach seinen Akten gab und denen Kirchners besondere Liebe galt. Immer wieder sprach er voller Bewunderung von der kleinen ›Venus mit Schleier‹ im Städelschen Kunstinstitut in Frankfurt a.M.

Der Holzschnitt zeigt im ersten Zustand viele Schwarzflächen, die einen geheimnisvollen, dunklen Eindruck entstehen lassen. Der zweite Zustand läßt den Körper mit klaren Umriß- und Binnenlinien verführerisch hell und rein vor dem filigranen, dunklen Grund erscheinen. Der Vergleich mit den wenigen übrigen Abzügen läßt erkennen, daß kein Blatt völlig dem anderen gleicht; auch die von Kirchner gewünschten Druckunterschiede spielen dabei eine wesentliche Rolle.

Dieses meinte Kirchner, als er vom Wert des Betrachtens der Graphik sprach, vom Schauen und Vergleichen, in denen wir die Stunden der Beschäftigung nicht rinnen spüren, dem Künstler nahe sind und ihn am besten kennenlernen.

Der Holzschnitt wurde wahrscheinlich 1911 in Dresden begonnen und nach der Übersiedlung 1912 in Berlin vollendet. Zuvor hatte er das Gemälde des gleichen Themas gemalt, das sich heute in der Städtischen Galerie in Frankfurt a.M. befindet. Für Kirchner waren Bild und Holzschnitt von ihm zitierte Höhepunkte der späten Dresdner Zeit. Dank, Vermächtnis und Abschied für die Gefährtin dieser glücklichen, fruchtbaren frühen Schaffensjahre.

Das faszinierende Erlebnis der Großstadt Berlin zog Kirchner in den Bann seiner erregten Vorstellungen. In den fünf Jahren seines Aufenthaltes dort steigerte sich seine Sensibilität gleich einem Seismographen für sein Umfeld. Der Künstler nahm die ungeheueren Spannungen wahr, die sich unter der farbigen Oberfläche einer trügerisch heilen, bürgerlichen Welt entwickelten. Er empfand die Gefährdung dieser Stadt und ihrer Menschen, den Tanz auf dem Vulkan.

In dem großen Holzschnitt der ›Frauen am Potsdamer Platz‹ (Abb. S. 119) von 1914 stehen die beiden auffallend modisch gekleideten Kokotten wie ausgeschieden auf ihrer Straßeninsel, inmitten der bedrängenden Architektur und den auf sie zustrebenden Freiern. Eine verführerische Schönheit entfaltet sich in der Dämonie dieses Nachtstückes.

Wir kennen tiefschwarze Drucke von großer Monumentalität. Der weniger dunkel eingefärbte Stock der Sammlung Ahlers bringt das Schemenhafte und Zerbrechliche des Vorganges spürbarer zum Ausdruck. Die Aggressivität und Bedrohung des Ortes wird deutlich in den Schwärzen und grellen Helligkeiten, den Spitzen und Kanten des Schnittes im Gegensatz zu den feinen, fragilen, nervigen Linien vor allem in den Kleidern und Hüten der Personen, die an die Fäden eines unheimlichen, makaberen Marionettentheaters erinnern.

Früh nahm Kirchner auch in seiner graphischen Arbeit die Farbe hinzu. Gelegentlich ging er dabei so weit, daß die Ausdrucks- und Gestaltungskraft der Farbe vornehmlich die Abzüge bestimmte. Diese seltenen Monotypien variieren in immer neuen Einfärbungen; zur Druckfarbe konnten auch Tempera- und Ölfarben hinzutreten.

Die farbige Monotypie ›Kokotte auf der Straße‹ (Abb. S. 117) von 1915 ist ein solcher einmaliger Farbholzschnitt. Im Hintergrund ist die Gedächtniskirche zu sehen, im Vordergrund unter aufgespanntem Regenschirm der Oberkörper der Frau und dazwischen ein nach rechts schreitendes Paar. Die heftigen Farben Rot und Gelb scheinen zu bersten und den Holzstock zu sprengen. Sie werden gesteigert und differenziert

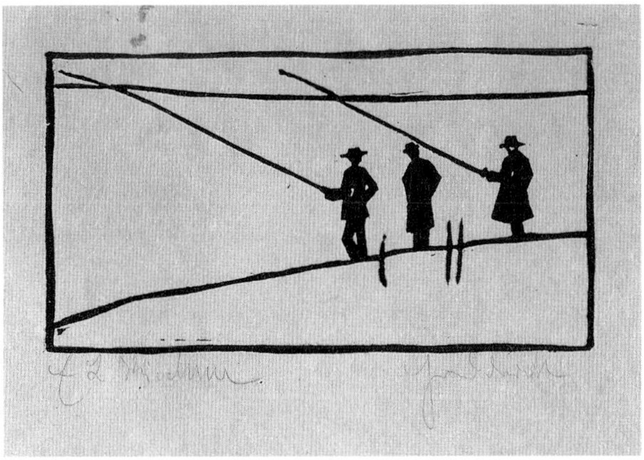

Ernst Ludwig Kirchner; Die Angler, Linolschnitt 1904, Dube H 20, 8,2 x 15,4 cm

Das Gemälde der ›Sitzenden Fränzi mit Katze‹ (Abb. S. 111) von 1910 entstand in der intimen, vertrauten Atmosphäre des Dresdner Ateliers. Es ist die kindlichste Darstellung des jungen Mädchens von Kirchners Hand, zart und einfühlsam gemalt. Während in den übrigen Fränzibildern die Farben heftig mit schwarzen Akzenten erscheinen, ist hier die Schilderung von liebevoller Anmut. Kind und Katze sind sich nahe und wie geborgen in der Atelierecke mit farbigen Kissen, Vorhängen, Teppich und Fruchtschale. Möglich, daß Kirchners spätere Überarbeitung des Bildes, die vornehmlich die coellinfarbenen Partien und vielleicht auch die Katze betrifft, diesen kostbaren Reiz nochmals verstärkt hat.

Eine ähnliche Intimität und Vertrautheit vermittelt der Holzschnitt ›Akt mit schwarzem Hut‹ (Abb. S. 114/115), der in der Sammlung Ahlers im ersten und zweiten Zustand vorhanden ist. Kirchners Freundin Dodo steht mit breitem Hut und schmalen Schuhen, geschmückt mit Kette und Armband, nackt im Dresdner Atelier, umgeben von den mit Figuren und Ornamenten bemalten Vorhängen und einem kleinen Stilleben links. Das Format des Stockes ist hoch und schlank wie die Gestalt der feingliedrigen Frau. Sie hat die gleichen Proportionen, die Lucas Cranach seinen Akten gab und denen Kirchners besondere Liebe galt. Immer wieder sprach er voller Bewunderung von der kleinen ›Venus mit Schleier‹ im Städelschen Kunstinstitut in Frankfurt a.M.

Der Holzschnitt zeigt im ersten Zustand viele Schwarzflächen, die einen geheimnisvollen, dunklen Eindruck entstehen lassen. Der zweite Zustand läßt den Körper mit klaren Umriß- und Binnenlinien verführerisch hell und rein vor dem filigranen, dunklen Grund erscheinen. Der Vergleich mit den wenigen übrigen Abzügen läßt erkennen, daß kein Blatt völlig dem anderen gleicht; auch die von Kirchner gewünschten Druckunterschiede spielen dabei eine wesentliche Rolle.

Dieses meinte Kirchner, als er vom Wert des Betrachtens der Graphik sprach, vom Schauen und Vergleichen, in denen wir die Stunden der Beschäftigung nicht rinnen spüren, dem Künstler nahe sind und ihn am besten kennenlernen.

Der Holzschnitt wurde wahrscheinlich 1911 in Dresden begonnen und nach der Übersiedlung 1912 in Berlin vollendet. Zuvor hatte er das Gemälde des gleichen Themas gemalt, das sich heute in der Städtischen Galerie in Frankfurt a.M. befindet. Für Kirchner waren Bild und Holzschnitt von ihm zitierte Höhepunkte der späten Dresdner Zeit. Dank, Vermächtnis und Abschied für die Gefährtin dieser glücklichen, fruchtbaren frühen Schaffensjahre.

Das faszinierende Erlebnis der Großstadt Berlin zog Kirchner in den Bann seiner erregten Vorstellungen. In den fünf Jahren seines Aufenthal-

Wiederum griff er nach den großen Holzstöcken und Farbplatten und zart chamoisfarbenen Japanpapieren, um seinen Visionen von Menschen und der umgebenden Natur angemessenen Ausdruck zu geben. Der kostbare Farbholzschnitt der ›Wettertannen‹ (Abb. S. 121) von 1919 beschließt die Auswahl der Kirchner-Arbeiten der Sammlung Ahlers. Es sind die hohen Tannen des Graubündner Tals, die aus bemoostem Grund gleich Pfeilen zum Himmel streben. Ihre Stämme wachsen steil und einsam aus dem dunklen Dickicht dem Lichte entgegen, neigen sich in ihren Zweigen zueinander und vermählen sich in ihrem Geäst. Wie der Berg berühren sie Wolken und Himmel. Tief darunter auf belichteten Wegen suchen vereinzelt Menschen ihre Bahn.

Zeit seines Lebens blieb Ernst Ludwig Kirchner offen und empfänglich für jegliche Eindrücke und Erfahrungen. So vermochte er die neue, ihn umgebende Welt im Bilde noch einmal zu erschaffen, in Formen und Farben zu gestalten, so wie Albrecht Dürer sagte, daß die Kunst in der Natur stecke und wer sie herausreiße, der habe sie. In Tausenden von Arbeiten hat E. L. Kirchner sein Handwerk geübt. Sein Genie wurde frei in solchen grandiosen Bildern, in denen Ausdruck und Form eine untrennbare Einheit eingehen und den Nachlebenden erschüttern und erheben.

Geboren 1876 in Dresden; gestorben 1907 in Worpswede. 1892 Zeichenunterricht in Bremen; fast einjähriger Aufenthalt in England; Besuch der School of Arts, London. 1893-1895 Besuch der Malschule am Lehrerinnenseminar in Bremen. 1896-1898 Besuch der Malschule des ›Vereins Berliner Künstlerinnen‹. 1897 erster Aufenthalt in Worpswede. 1900 Besuch der Académie Colarossi und der Ecole des Beaux-Arts in Paris. 1901 Heirat mit dem Maler Otto Modersohn in Worpswede. 1903, 1905 und 1906 Aufenthalte in Paris. (Foto: um 1894; Paula Modersohn-Becker-Stiftung, Bremen)

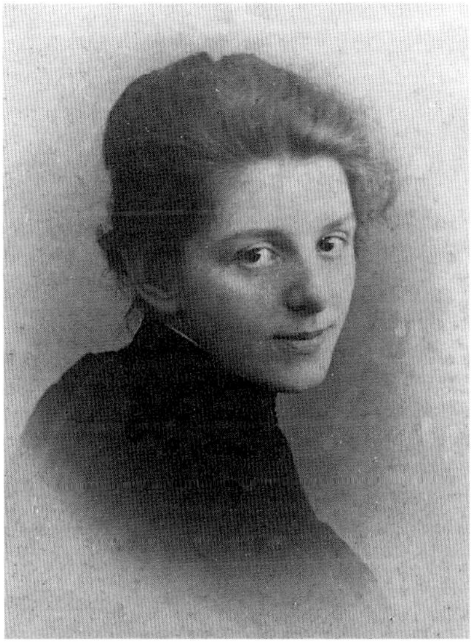

Paula Becker-Modersohn

134

Paula Becker-Modersohn

33 **Am Dorfrand, rotes Haus und alte Fabrik (Bauernhäuser)**

1900
Öl auf Karton, 41 x 52 cm
datiert unten rechts

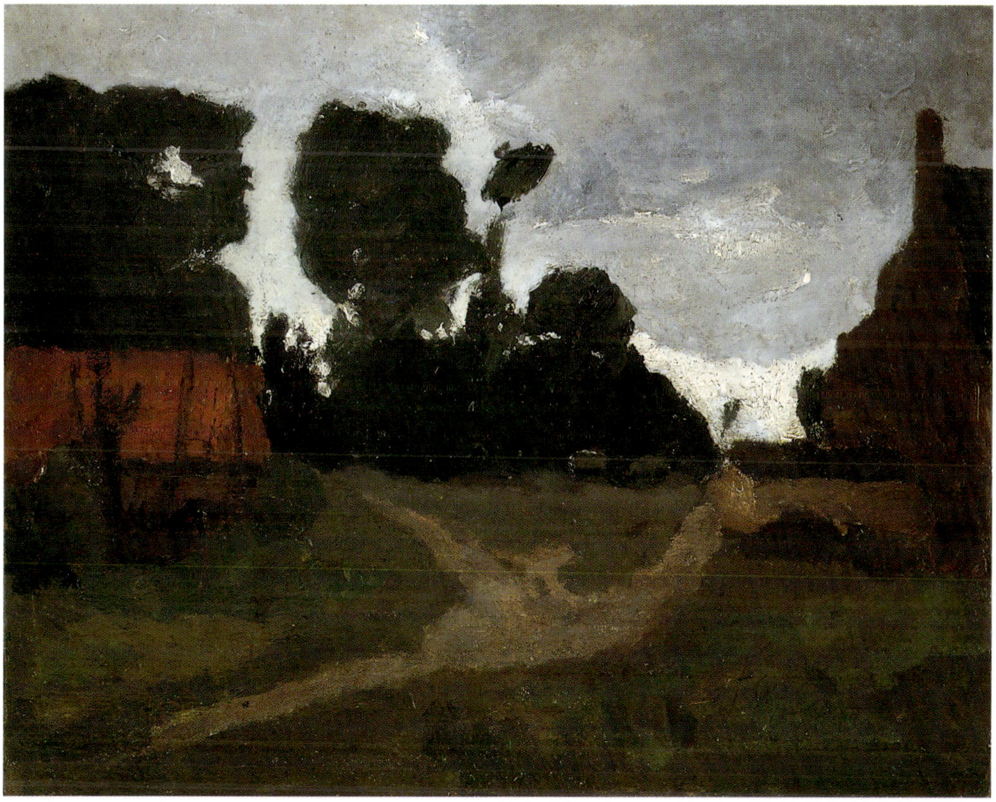

Paula Becker-Modersohn

34 Mädchen mit Medaillon

um 1902
Öl auf Schiefer, 25 x 17 cm
unbezeichnet

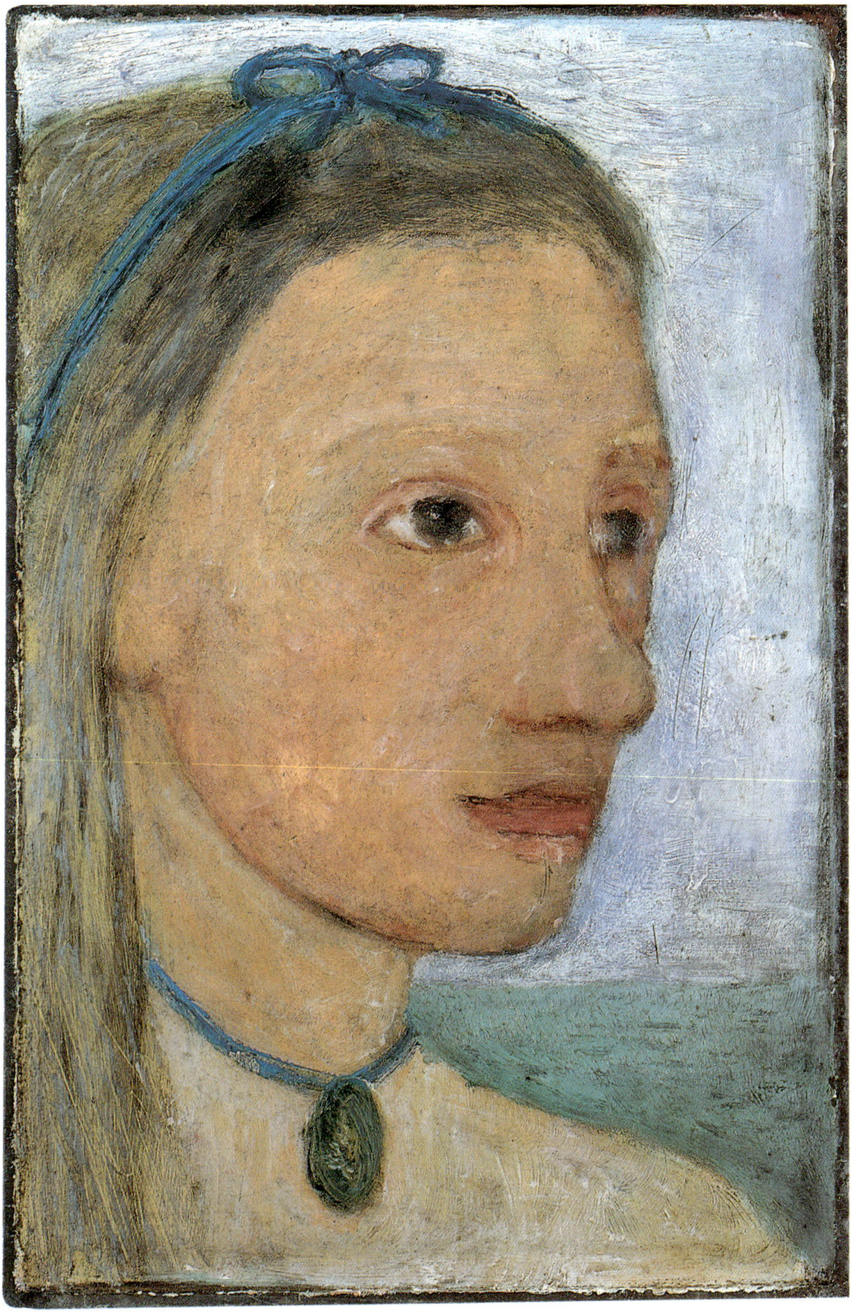

138

Paula Becker-Modersohn

35 **Sitzende Alte**

1904
Öl auf Karton, 54 x 73 cm
unten rechts datiert

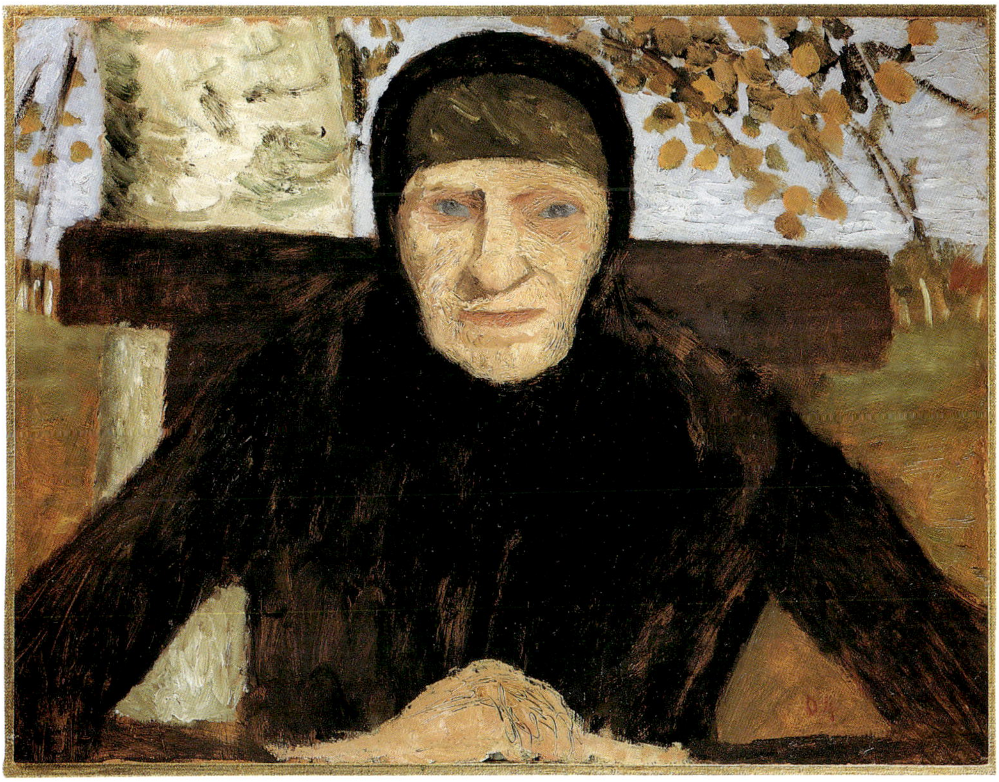

140

Paula Becker-Modersohn

36 **Kopf einer alten Frau mit schwarzem Kopftuch**

um 1904
Öl auf Leinwand
39 x 37,5 cm
unbezeichnet

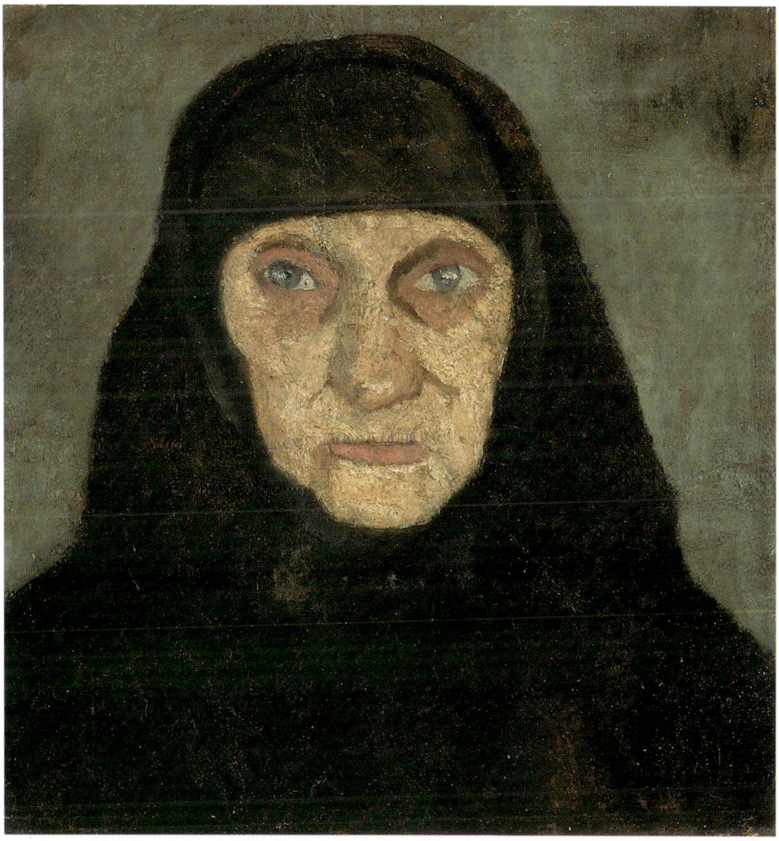

142

Paula Becker-Modersohn

37 Mädchen am Baumstamm

um 1905
Öl auf Leinwand, 56 x 58 cm
unbezeichnet

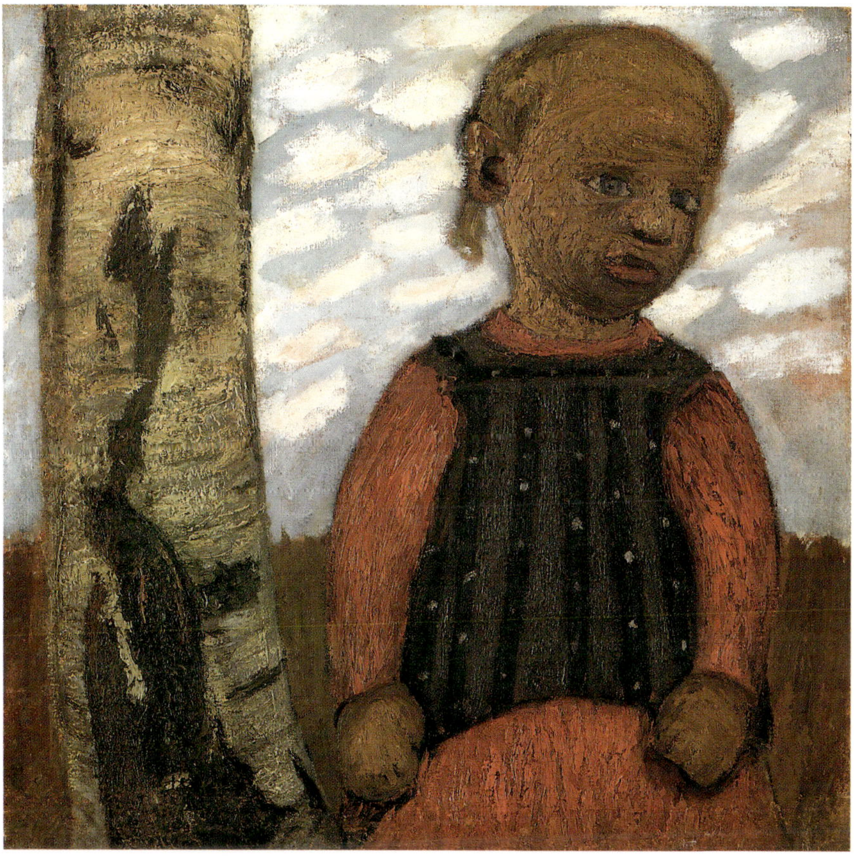

Peter August Böckstiegel

Geboren 1889 in Arrode bei Werther/Bielefeld. Gestorben 1951 in Arrode. 1903-1907 Malerlehre in Bielefeld. 1907 Gesellenprüfung als Maler und Glaser. 1907-1913 Besuch der Handwerker- und Kunstgewerbeschule in Bielefeld. Schüler bei Ludwig Godewols. 1909 Besuch des Folkwang-Museums in Hagen; erste Begegnung mit der modernen europäischen Kunst. 1913 Beginn des Studiums an der Kunstakademie Dresden bei Oskar Zwintscher. Freundschaft mit Conrad Felixmüller. 1914 Meisterschüler bei Otto Gußmann.

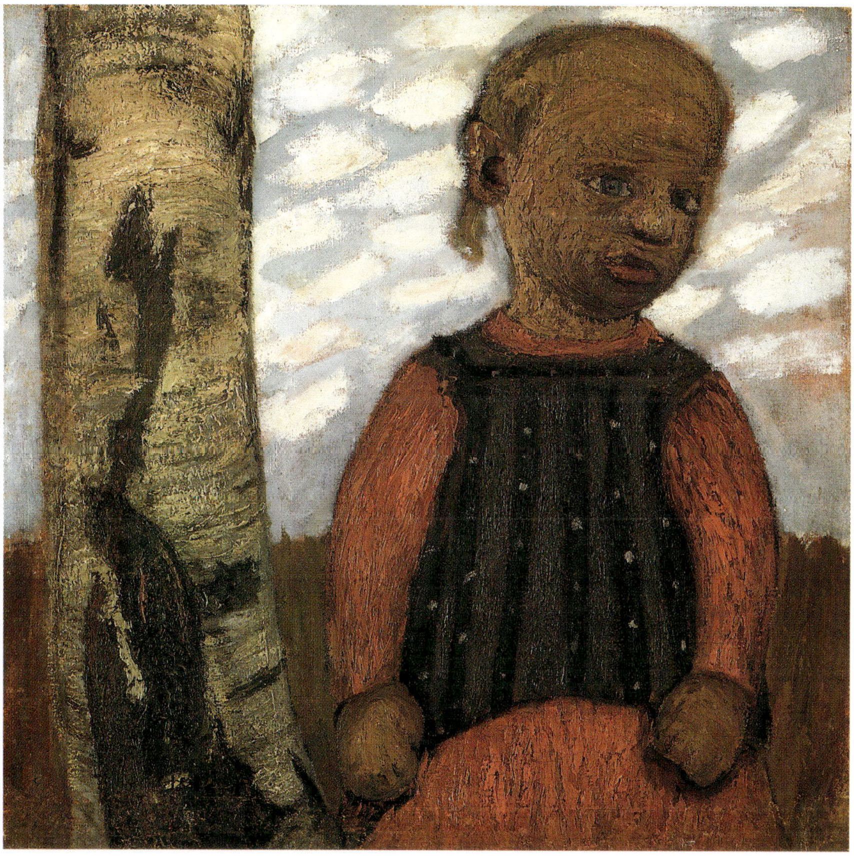

Peter August Böckstiegel

Geboren 1889 in Arrode bei Werther/Bielefeld. Gestorben 1951 in Arrode. 1903-1907 Malerlehre in Bielefeld. 1907 Gesellenprüfung als Maler und Glaser. 1907-1913 Besuch der Handwerker- und Kunstgewerbeschule in Bielefeld. Schüler bei Ludwig Godewols. 1909 Besuch des Folkwang-Museums in Hagen; erste Begegnung mit der modernen europäischen Kunst. 1913 Beginn des Studiums an der Kunstakademie Dresden bei Oskar Zwintscher. Freundschaft mit Conrad Felixmüller. 1914 Meisterschüler bei Otto Gußmann.

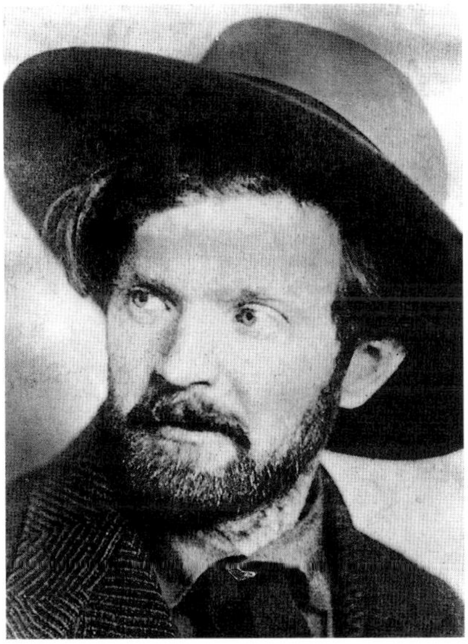

1915-1918 Soldat in Rußland und Rumänien. 1917 Mitglied der Dresdner Künstlergruppe ›Gruppe 1917‹. 1919 Mitbegründer der Dresdner ›Neuen Sezession‹. Heirat mit Hanna Müller. 1921 Großer Sächsischer Staatspreis. 1928 Dürerpreis der Stadt Nürnberg. 1937 Entfernung zahlreicher Gemälde Böckstiegels aus deutschen Museen. 1945 Zerstörung des Dresdner Ateliers und fast aller Druckstöcke und Radierplatten bei der Bombardierung Dresdens. Ab 1945 Hauptwohnsitz in Arrode.
(Foto: in Dresden, 1913)

Peter August Böckstiegel

38 Parkweg im Winter

1912
Öl auf Leinwand, 77,5 x 77,5 cm
monogrammiert und datiert unten Mitte

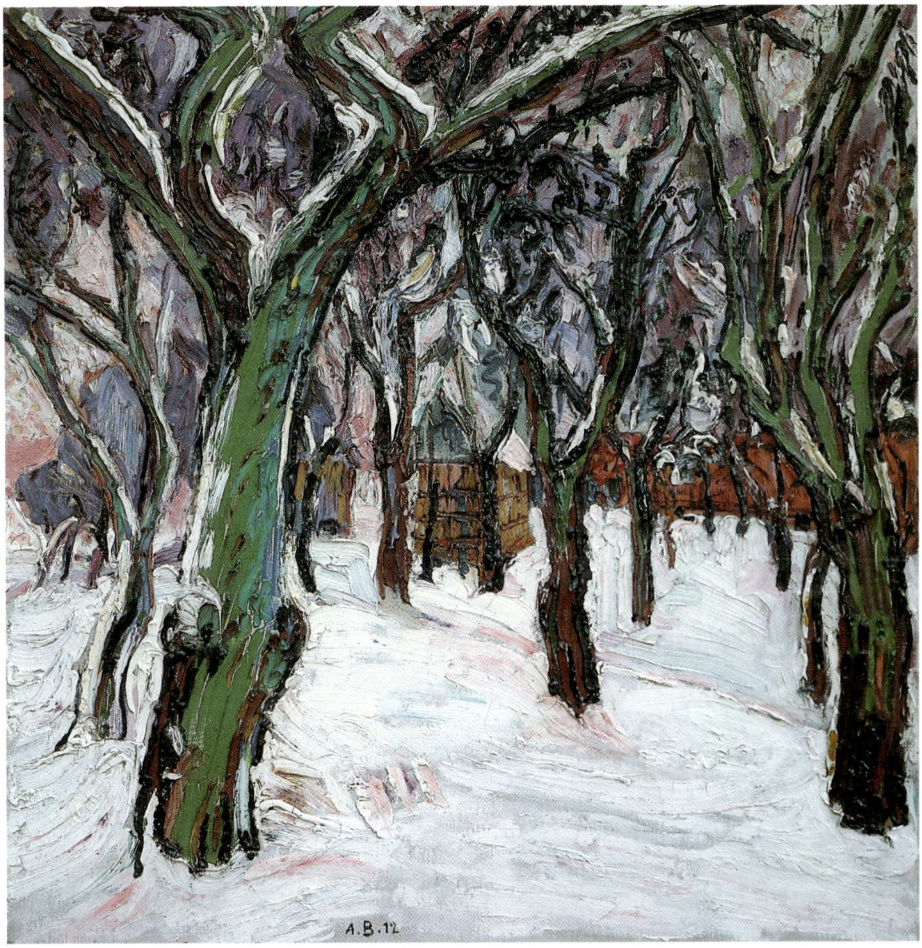
A.B.12

Karl Schmidt-Rottluff

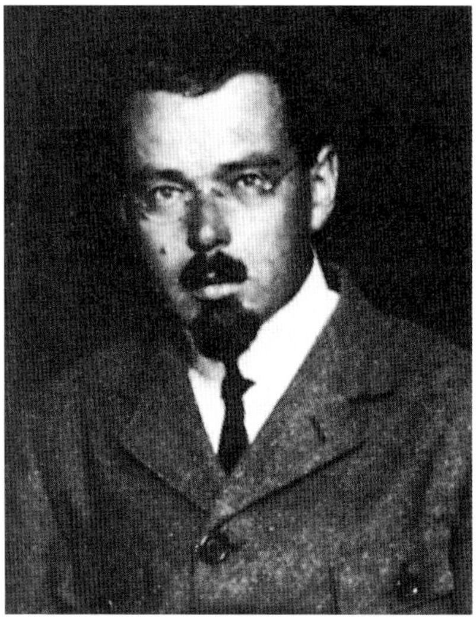

Geboren 1884 in Rottluff, Chemnitz; gestorben 1976 in Berlin. 1897-1905 Besuch des humanistischen Gymnasiums in Chemnitz. 1901 Beginn der Freundschaft mit Erich Heckel. 1903-1905 Teilnahme am literarischen Klub des Gymnasiums. 1905 Besuch der Technischen Hochschule Dresden, um Architektur zu studieren. Gründung der ›Künstlergemeinschaft Brücke‹ durch Kirchner, Bleyl, Heckel und Karl Schmidt, der sich ab 1905 Schmidt-Rottluff nennt. 1906 Aufforderung an Nolde, der ›Brücke‹ beizutreten. Bekanntschaft mit Gustav Schiefler, Rosa Schapire und Wilhelm Niemeyer. 1907-1910 Sommer im Dangaster Moor, Winter in Dresden. 1911 Reise nach Norwegen. Lernt Paul Rauert in Hamburg kennen und in Berlin Lyonel Feininger, Otto Mueller und Alfred Brust. Übersiedlung nach Berlin. 1913 Auflösung der ›Brücke‹. Reise nach Nidden. 1915-1918 Einberufung zum Kriegsdienst. 1918 Heirat mit Emmy Frisch. 1919 Aufenthalt in Hohwacht. 1920-1931 Sommeraufenthalte in Jershöft/ Pommern. 1923 Reise nach Rom und Capri. 1924 Reise mit Georg Kolbe nach Paris. 1925 Aufenthalt in Dalmatien. 1930 Aufenthalt in Rom (Villa Massimo). Erste Diffamierung durch Nationalsozialisten. 1931 Mitglied der Preußischen Akademie der Künste. 1932-1942 Taunusaufenthalte im Frühjahr, Sommeraufenthalte am Lebasee. 1933 Ausschluß aus der Preußischen Akademie. 1935 Reise nach Holland. 1938 werden 608 Werke Schmidt-Rottluffs aus deutschen Museen beschlagnahmt. 1941 Ausschluß aus dem Berufsverband und Malverbot. 1942 Arbeitsaufenthalt beim Grafen von Moltke in Schlesien. 1943 nach Ausbombung in Berlin Übersiedlung nach Rottluff. 1946 Ehrenbürger der Stadt Chemnitz. 1947 Berufung als Professor an die Hochschule für Bildende Künste Berlin. 1949-1953 Aufenthalt im Tessin und im Taunus. 1954-1955 Sommeraufenthalte in Sierksdorf.

Karl Schmidt-Rottluff

39 Zwei Akte im Grünen

1913
Öl auf Leinwand
65,4 x 73,5 cm
signiert und datiert unten rechts

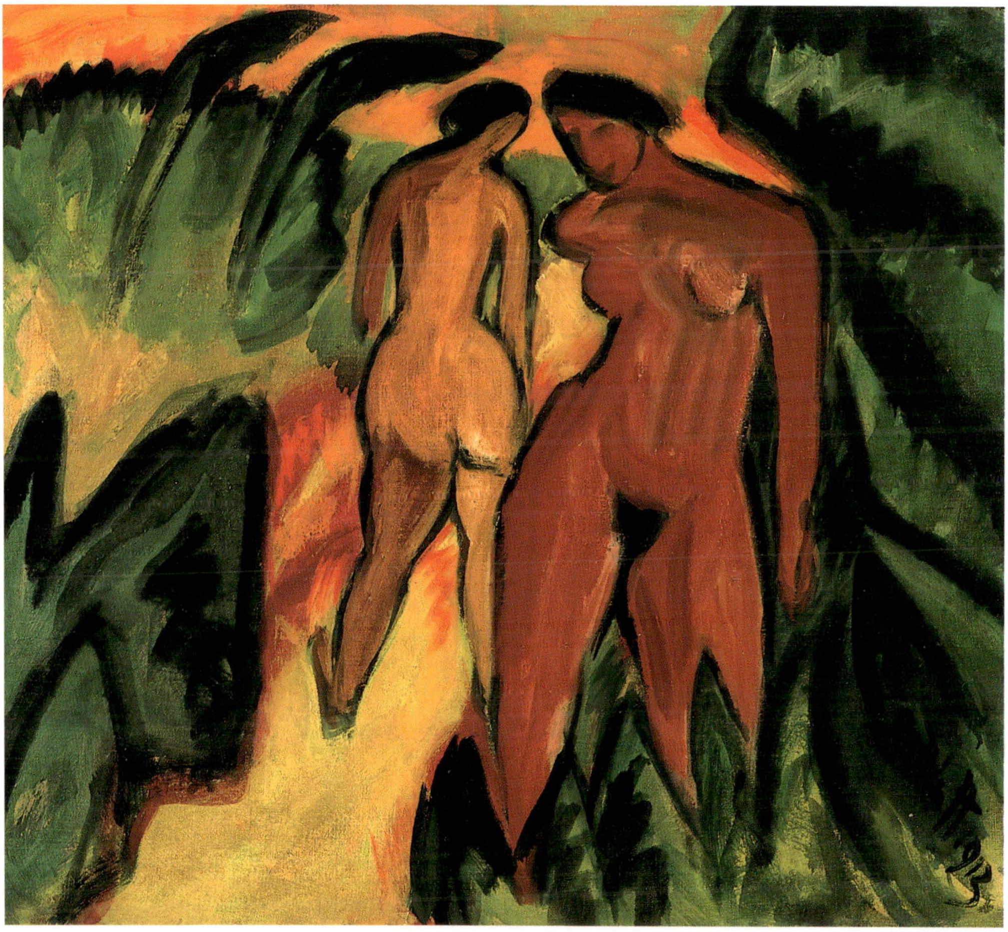

Karl Schmidt-Rottluff

40 Frau mit aufgelöstem Haar

1913
Holzschnitt, 36 x 30 cm
signiert unten rechts
bezeichnet unten links von
Drucker Vogt ›S. Rottluff‹
Schapire 123

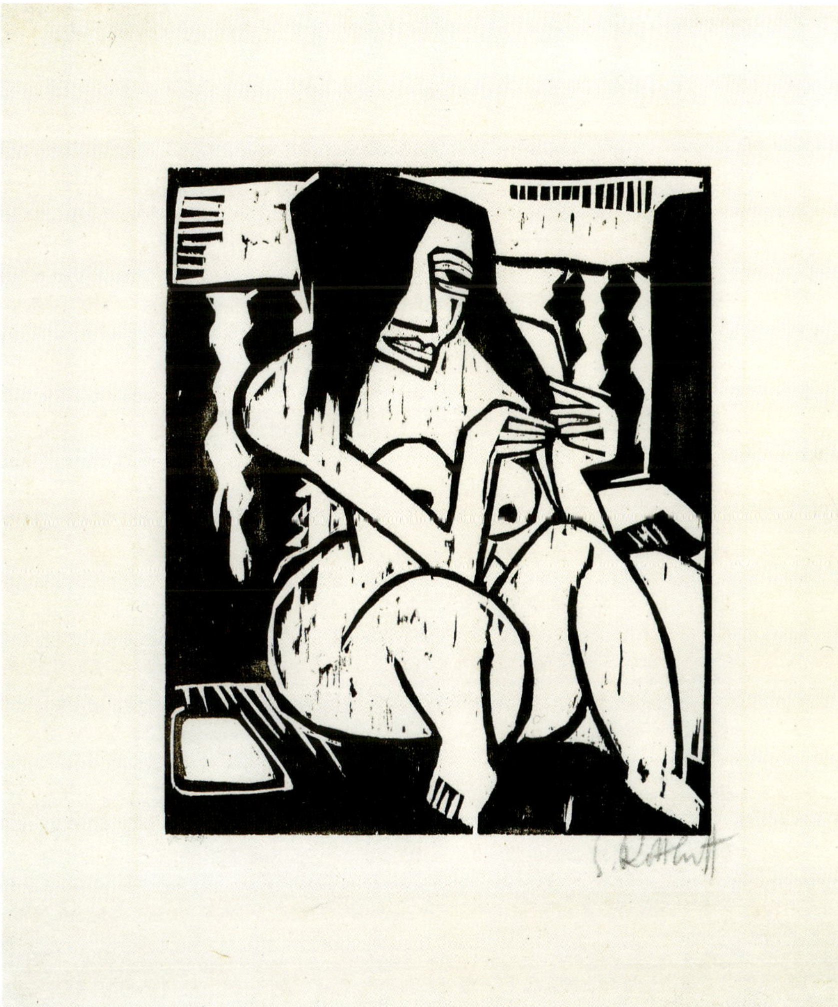

154

Karl Schmidt-Rottluff

41 **Kniende**

1914
Holzschnitt, 50 x 39,3 cm
signiert und datiert unten rechts
Schapire 132

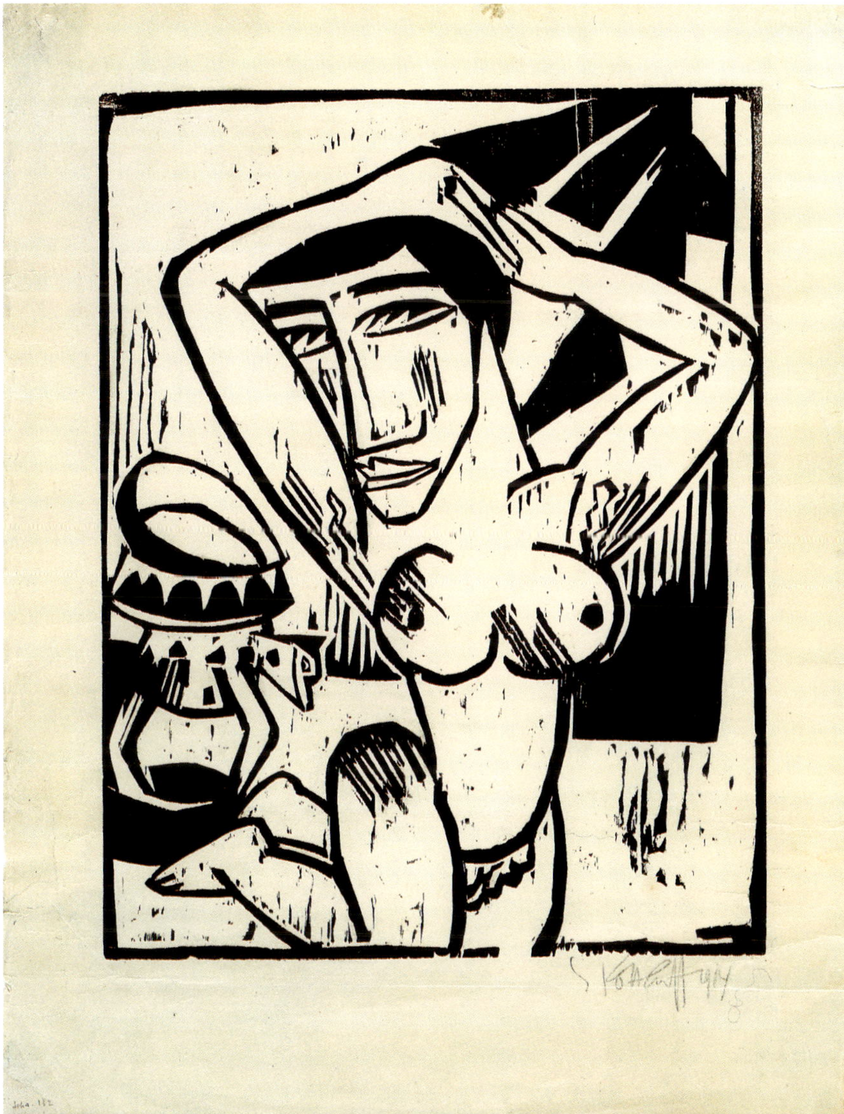

Emil Hansen, geboren 1867 in Nolde/Nordschleswig; gestorben 1956 in Seebüll. 1884-1888 Schüler an der Sauermanschen Schnitzschule in Flensburg. 1889 neben der Tätigkeit als Schnitzer und Zeichner in Möbelfabriken Besuch der Kunstgewerbeschule Karlsruhe. 1892-1897 Lehrer für ornamentales Zeichnen an der Kunstgewerbeschule St. Gallen. 1898 Studium bei Friedrich Fehr in München und an der Hölzel-Schule in Dachau. 1900 Studienaufenthalt in Paris an der Académie Julian und in Kopenhagen. Reise nach Italien. 1902 Übersiedlung nach Berlin. Annahme des Namens ›Nolde‹. Heirat mit Ada Vilstrup. 1903 Aufenthalt auf der Insel Alsen. Wintermonate in Berlin. 1906 Bekanntschaft mit Schmidt-Rottluff. 1906-1907 Mitglied der Künstlergemeinschaft ›Brücke‹. 1907 Bekanntschaft mit Munch. 1908 Mitbegründer der ›Neuen Sezession‹ in Berlin. 1913-1914 völkerkundliche Expeditionsreise durch Rußland, China und Japan bis nach Neuguinea. 1916 Umzug nach Utenwarf/Nordschleswig. Mitglied im Arbeitsrat für Kunst, Berlin. 1920 wird Nolde durch den Anschluß Nordschleswigs an Dänemark dänischer Staatsbürger. 1921 Reisen nach Paris, England, Spanien, Zürich. 1924 Aufenthalte in Spanien, Venedig, Arezzo und Wien. 1926 Umzug nach Seebüll. Winteraufenthalte in Berlin. 1931 Mitglied der Preußischen Akademie der Künste. 1933 zunehmend Angriffe der Nationalsozialisten. 1937 Beschlagnahme von 1052 Werken. 1941 Ausstellungs- und Malverbot. Ausschluß aus der ›Reichskunstkammer‹. 1944 Zerstörung von Noldes Berliner Wohnung. Verlust vieler Graphiken und Aquarelle.

Emil Nolde

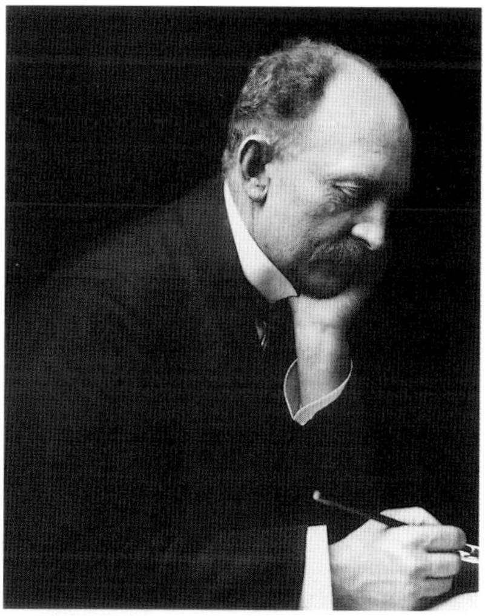

157

Emil Nolde

42 Ingeborg

1919
Öl auf Leinwand, 41 x 27 cm
signiert unten links
Urban 835

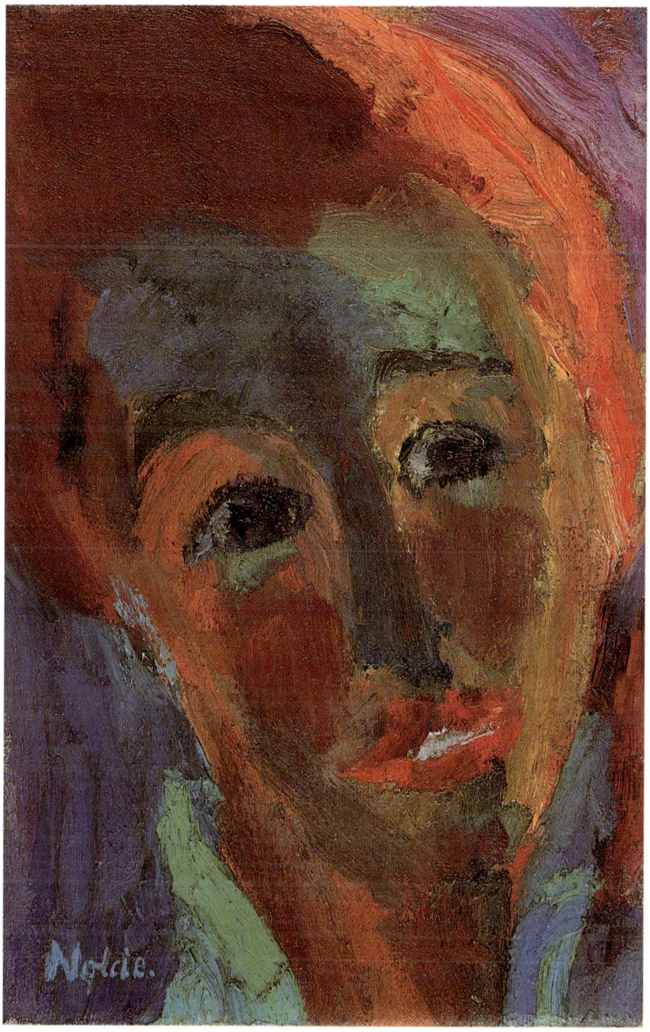
Nolde.

Emil Nolde

43 **Mann und junge Tochter**

1926
Öl auf Leinwand, 82,5 x 64,5 cm
signiert oben links
Urban 1037

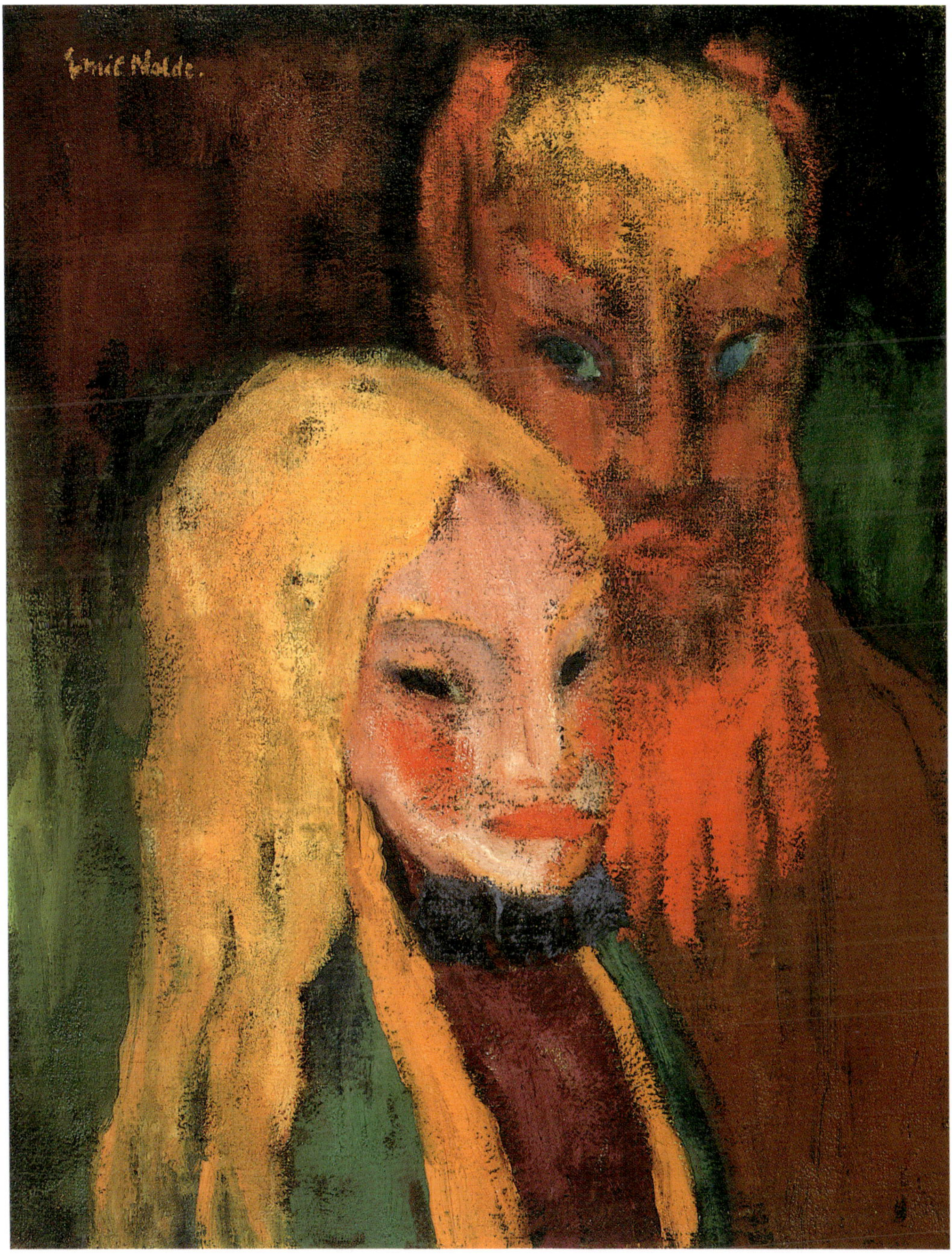
Emil Nolde.

Emil Nolde

44 Mann und Weibchen

1912
Holzschnitt, 23,8/5 x 30,4/5 cm
signiert unten rechts
Schiefler 111/III

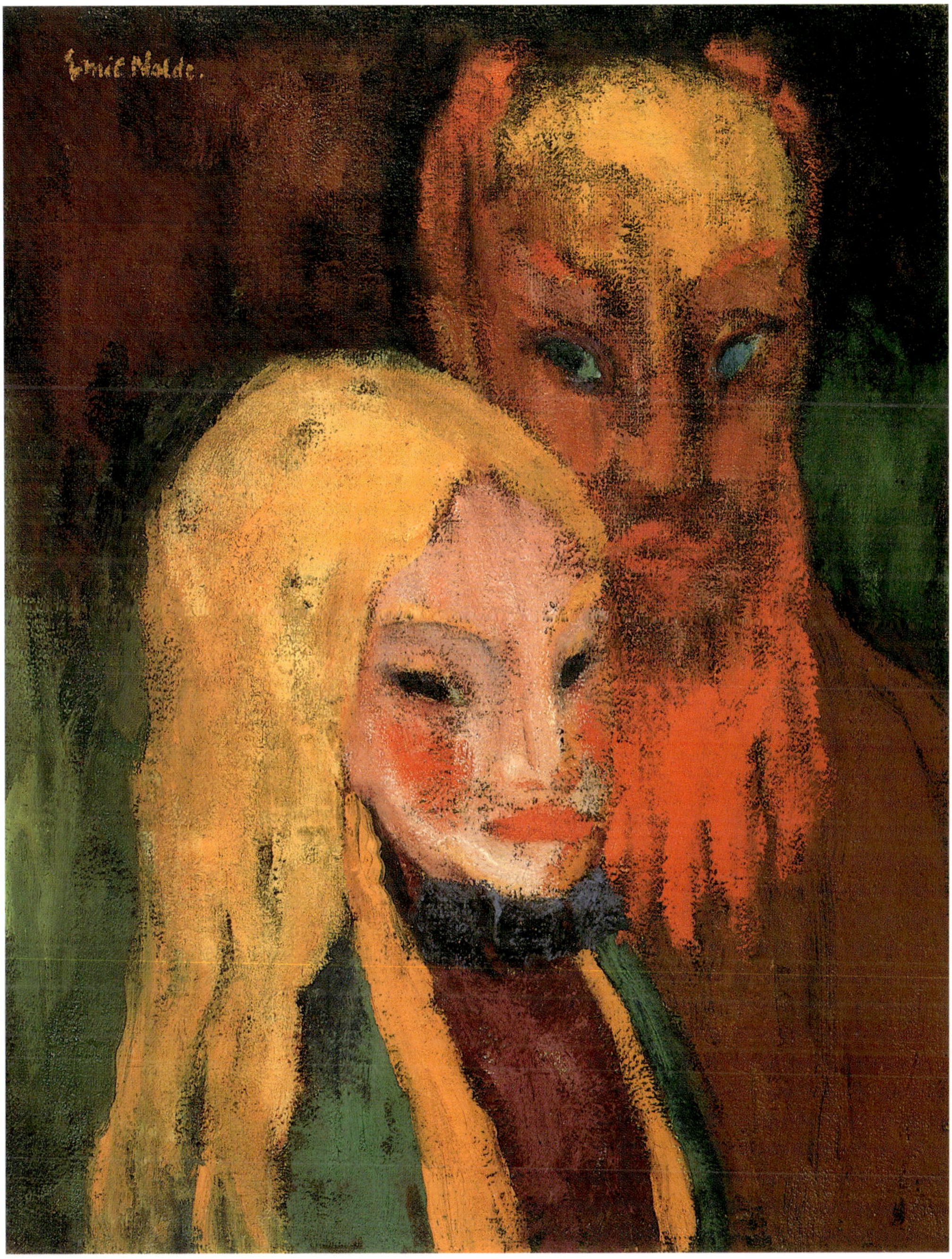
Emil Nolde.

Emil Nolde

44 Mann und Weibchen

1912
Holzschnitt, 23,8/5 x 30,4/5 cm
signiert unten rechts
Schiefler 111/III

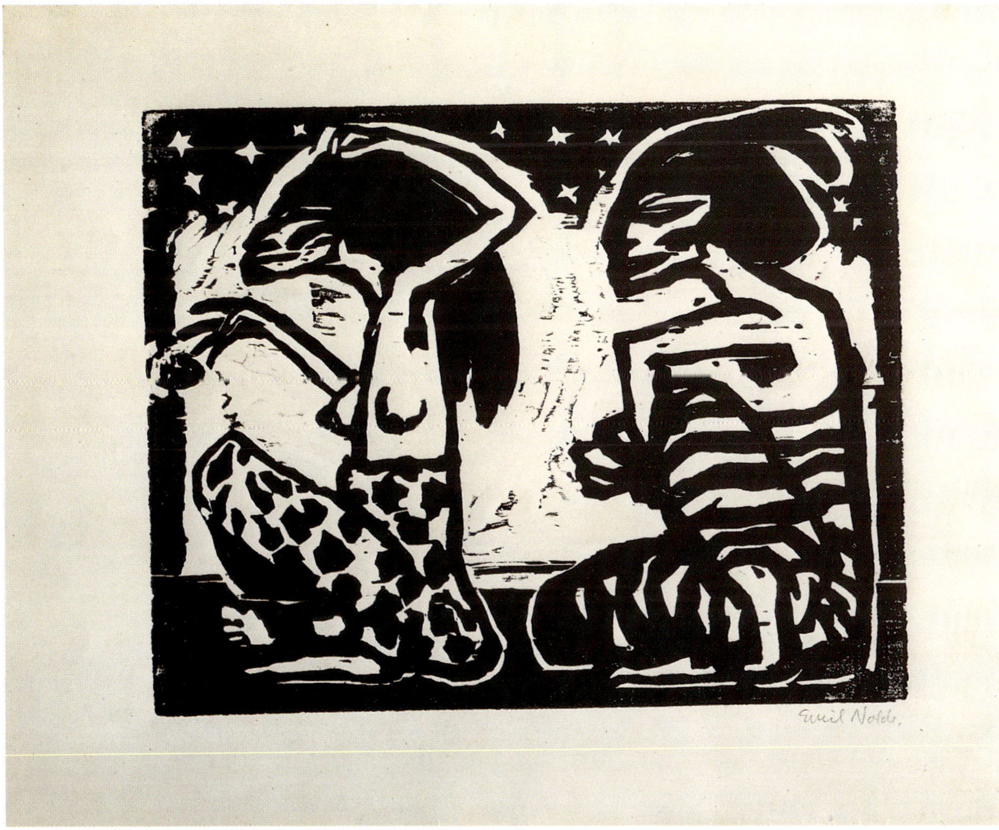
Emil Nolde.

Emil Nolde

45 Tänzerin

1913
Farblithografie, 52,8 x 68,7 cm
signiert unten rechts; bezeichnet
›Aufl. Nr. 4‹ unten links
Schiefler 56

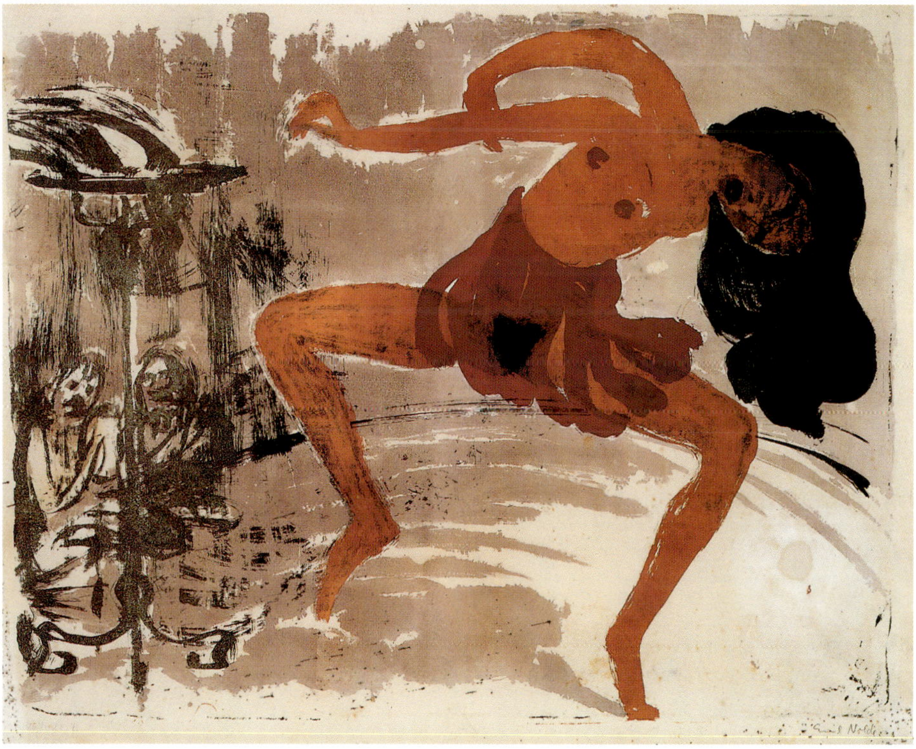

Emil Nolde

46 Stilleben (Puppe, Blumen und Papagei)

1912
Öl auf Leinwand, 61,5 x 73 cm
signiert unten links
Urban 501

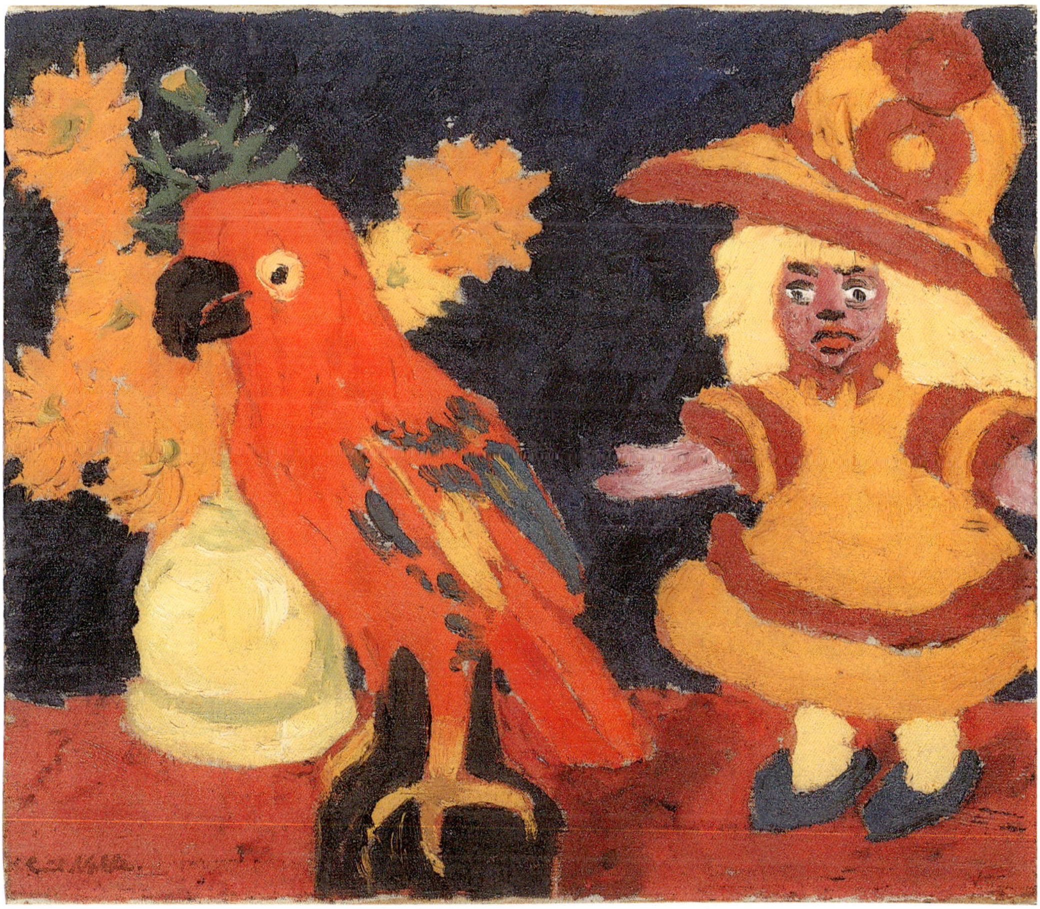

Emil Nolde

47 Junges Paar

1913
Farblithografie, 61,8 x 50,5 cm
signiert unten rechts; bezeichnet
›Von 3 Dr. Fassung/Nr. 1‹ unten links
Schiefler 52

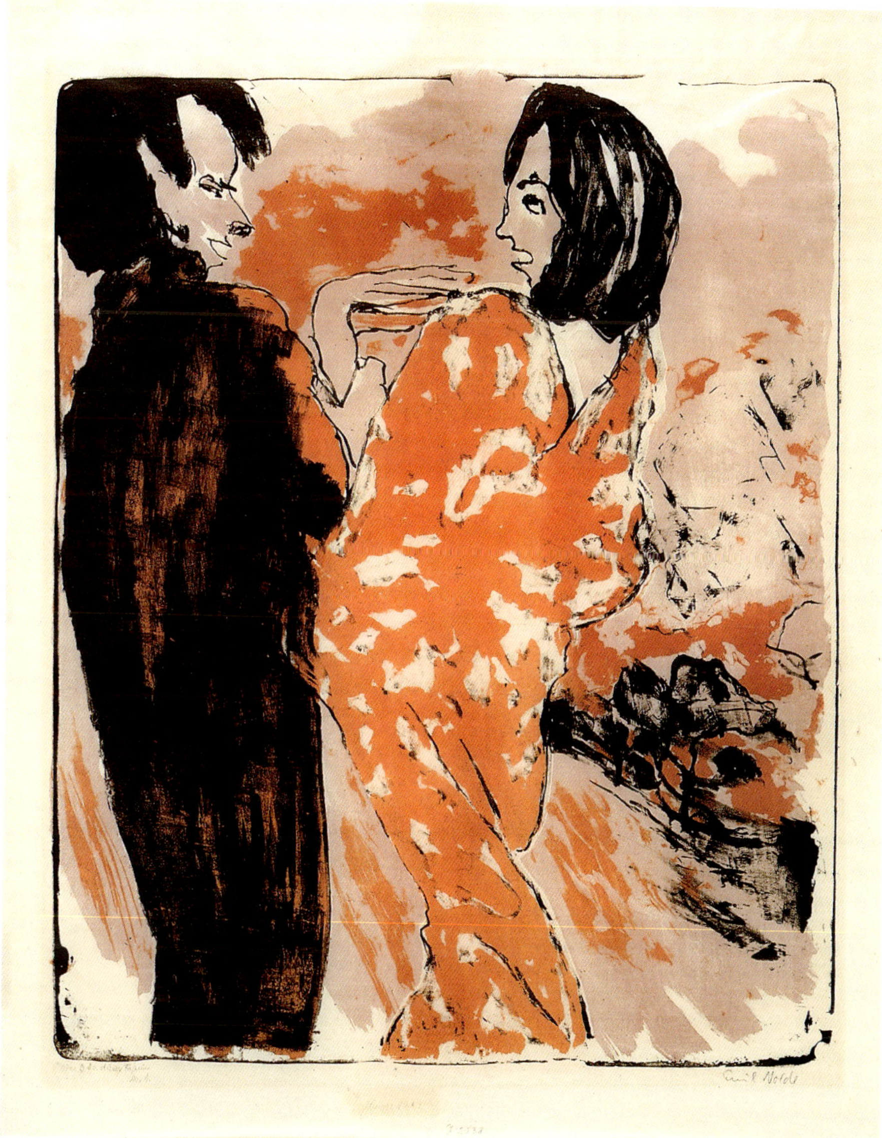

Die Kunst als Ausdruck Ihrer Zeit

Die Kunst als des Künstlers eigene Art sich auszudrücken: zu seiner Zeit, zum Zeitgeschehen, zu seinen Erinnerungen, Empfindungen, Ahnungen... am Beispiel der Jahre um 1910, ein Essay.

Wolfgang Henze

Geist und Geschichte vergangener Kulturen sind uns durch ihre schriftlichen Zeugnisse überliefert, vor diesen und über diese hinaus jedoch besonders durch die Zeugnisse ihrer bildenden Kunst und Architektur. Offensichtlich bieten Kunstwerke die anschaulichste Möglichkeit, vergangene Zeitalter kennenzulernen und zu verstehen. Denn zu den Werken ihrer Kunst pilgern wir, sind sicher, daß diese uns mehr vermitteln als ästhetischen Genuß allein. Was aber wird unsere Kunst, die ›Moderne‹, in 30 Generationen, wenn unser Lebensgefühl längst unwiederbringlich vergessen sein wird, den dann lebenden Menschen über uns berichten? Um hierauf eine Antwort finden zu können, müssen wir zunächst fragen, was die Moderne ihrer eigenen Zeit mitteilen wollte – und mitzuteilen imstande war. Was an ihr machte betroffen und wer war – oder ist noch – betroffen beim Anblick ihrer Werke. Was läge näher, als diese Frage an die vorliegende Sammlung zu stellen: warum wurde sie zusammengetragen und warum wurde sie so zusammengetragen?

Die Sammlung gruppiert sich um einen Kern von Kunstwerken, die um 1910 entstanden, von Künstlern, die zumeist um 1880 geboren wurden, mit ›Vorläufern‹ wie fünf Werken der früh vollendeten und früh verstorbenen Paula Modersohn-Becker und einem ›Ausblick‹ bis in das Jahr 1950 in den Werken des tradierenden Vollenders des Expressionismus, Max Beckmann. Ansonsten erscheinen nur wenige Werke außerhalb des genannten Kernzeitraumes.

Diese Konzentration kommt nicht von ungefähr: um 1910 fanden in Dresden und München – und nicht nur dort – Maler und Bildhauer zu tragfähigen neuen Ausdrucksformen der bildenden Kunst. Sie hatten diese schon Jahre zuvor gefordert, so die ›Brücke‹ in Dresden 1905 in ihrem konzentrierten Programm: »Mit dem Glauben an Entwicklung, an eine neue Generation der Schaffenden wie der Genießenden rufen wir alle Jugend zusammen. Und als Jugend, die die Zukunft trägt, wollen wir uns Arm- und Lebensfreiheit verschaffen gegenüber den wohlangesessenen älteren Kräften. Jeder gehört zu uns, der unmittelbar und unverfälscht das wiedergiebt, was ihn zum Schaffen draengt.« Noch 1912 stellt Franz Marc die Situation in seinem Beitrag ›Die ‚Wilden' Deutschlands‹ im Almanach ›Der Blaue Reiter‹ so dar: »In unserer Epoche des großen Kampfes um die neue Kunst streiten wir als ‚Wilde', nicht Organisierte gegen eine alte, organisierte Macht. Der Kampf scheint ungleich; aber in geistigen Dingen siegt nie die Zahl, sondern die Stärke der Ideen.« Nach dem Ausklang der auch immer noch abbildenden Kunst – die Fotografie hatte ihr diese Aufgabe abgenommen – fand die Kunst drei grundsätzlich neue Ausdrucksformen: die expressive, welche ihre Kraft aus der Übersteigerung von Form, Farbe und Gebärde schöpfte, die abstrakte, die scheinbar gegenstandslose, die wie die Musik zu einer allgemeinverständlichen ›Weltsprache‹ werden sollte, und die surreale, welche das ganz klar dargestellte Ding, ja sogar den gefundenen, aus seinem Zusammenhang gelösten, jedoch eindeutig erkennbaren Gegenstand selbst nicht nur in Frage stellen sondern seine Gegenständlichkeit sogar verändern, ihm eine ›Überrealität‹ verleihen konnte. Aus diesen drei grundsätzlichen Möglichkeiten schöpft die bildende Kunst noch heute. Dies und selbstverständlich die hohe Qualität der damals entstandenen Inkunabeln der Moderne erklären die auch heute noch so enorme Faszination der um 1910 entstandenen Werke der Kunst.

Welche Mitteilungen ergeben sich aber aus diesen Werken vom Künstler zu seiner Sicht des gleichzeitigen Zeitgeschehens, zu seiner eigenen Konstitution und Befindlichkeit sowie vom geschaffenen Werk selbst zur Entstehungszeit im überpersönlichen Sinne? Ist die Kunst des Künstlers eigene Art, sich zu seiner Zeit auszudrücken? Wenn ja, wie geschieht dies? Die erste Frage wird von den Künstlern, und auch von den Künstlern dieser Sammlung, durchaus bejaht. Selbst 1916, in einer Situation großer Verzweiflung, schrieb Ernst Ludwig Kirchner an Gustav Schiefler im Anschluß an einen Bericht über seine prekäre Lage: »Trotzdem versuche ich, immer noch Ordnung in meine Gedanken zu bringen und aus dem Verworrenen ein Bild der Zeit zu schaffen, was ja meine Aufgabe ist.« Franz Marc nähert sich in seiner Schrift ›Geistige Güter‹, dem ersten Beitrag in ›Der Blaue Reiter‹, 1912 der Frage nach dem Wie: »... wir haben das Bewußtsein, daß unsere Ideenwelt kein Kartenhaus ist, mit dem wir spielen, sondern Elemente einer Bewegung in sich schließt, deren Schwingungen heute auf der ganzen Welt zu fühlen sind.«, und vollends in seinem Beitrag über ›Die ‚Wilden' Deutschlands‹ im gleichen Band: »Ihr Denken hat ein anderes Ziel: Durch Ihre Arbeit ihrer Zeit *Symbole* zu schaffen, die auf die Altäre der kommenden geistigen Religion gehören und hinter denen der technische Erzeuger verschwindet.« Die Kunstwissenschaft war einige Jahre zuvor besonders durch die Forschungen Alois Riegls bezüglich der Entwicklungsgeschichte der Kunst zu dem Ergebnis gekommen, daß die Kunst durch ein in Zeit und Ort veränderliches jedoch räumlich übergreifendes ›Kunstwollen‹ bestimmt ist, das über das Individuum des Künstlers hinausweist. Manifestiert sich dieses nun in den Bildern dieser Sammlung? Versuchen wir einen raschen chronologischen Überblick der um 1910 entstandenen Werke:

Deren Reihe beginnt mit Kandinskys ›Murnau – Obermarkt mit Gebirge‹ aus dem Jahre 1908. In Moskau und Odessa aufgewachsen floh dieser erfolgreiche Jurist aus seinem ersten Leben, als er gerade den Ruf als Universitätslehrer erhielt. Die Entscheidung hierzu fiel wahrscheinlich in einer Ausstellung französischer Malerei in Moskau 1896 vor einem ›Heuhaufen‹ von Monet. Er beginnt in München ein Kunststudium und trifft dort 1897 auf Marianne von Werefkin, Alexej Jawlensky und andere russische Künstler. Bedeutsam in Leben und Arbeit wird die Begegnung mit Gabriele Münter im Jahre 1902. Neben München wird trotz zahlreicher Reisen Murnau für beide Ort der Inspiration. Um 1900 unterschied sich seine Malerei z.B. in der Landschaftsdarstellung nicht wesentlich von der Paula Modersohn-Beckers oder auch der von Alexej Jawlensky. Immer breiter werdende Farbtupfer und -striche werden nebeneinander gesetzt. Sie zeigen Farbe, Licht und Charakter einer Landschaft sehr genau und bilden zugleich in der Malfläche eine schönschriftliche ornamentale Form. 1908 erlebt diese späte und großzüge Ausprägung des Divisionismus im Werk Kandinskys mit einer Serie von Ansichten des Dorfes Murnau Höhe- und Endpunkt. Hier entstand eine der großen Legenden der modernen Malerei. In ›Murnau – Obermarkt mit Gebirge‹ bedeuten einzelne breite Farbstriche bereits ganze Fenster an Häusern, ganze Gehsteige oder Schlagschatten von Giebeln. Jedoch gestaltet sich die Farbigkeit des Bildes im Auge des Betrachters dennoch jeweils aus dem Zusammenwirken mehrerer nebeneinanderliegender Farbstriche. Dies aber nicht durchwegs, ein erstes Indiz von Veränderung zusammen mit dem Verzicht auf die schönschriftliche Farbkomposition in der Fläche zugunsten starker Gegensätze von grell beleuchteten und schattig dunklen Partien. Beides bringt in die Harmonie des Farbklanges eine zerreißende Spannung. 1909 versucht Kandinsky, mit verschiedenen Methoden dieser zentrifugalen Kräfte Herr zu werden, vor allem durch eine Zurücknahme konkreter Gegen-

drucksform eines Kollegen bewußt wurden, bezeugt ein Brief von Franz an Maria Marc vom 5. Februar 1911, in welchem er ihr erzählt, wie Werefkin, Jawlensky und Erbslöh seine soeben entstandenen neuen Bilder aufgenommen hätten, als sie in sein Atelier gekommen seien »d. h. auf den eiskalten Speicher; aber wie schnell sie warm wurden, kannst Du Dir garnicht vorstellen. Sie waren einfach weg; Erbslöh tanzte vor Vergnügen, Jawlensky drückte mir in einem fort die Hände u. schnarrte sein säääarrrh gut, Werefkin desgleichen.« In drei ›Kapiteln‹ dieser Legende der Tiere ist in dieser Sammlung Marcs Beitrag zum Aufbruch der Moderne deutlich und geschlossen belegt. In ›Die drei Pferde‹, ›Stier‹ und ›Fabeltier II (Pferd)‹ des Jahres 1913 stehen Form, Farbe und Thema in einer zuvor nicht gekannten scheinbar zusammenhanglosen Zuordnung uns gegenüber, die das Tier zunächst nur als Vorwand ganz anders gerichteter formaler und koloristischer Intentionen erscheinen lassen, jedoch bei längerem und näherem Hinsehen sein eigentliches Wesen gerade durch die Abstrahierung genauer und präziser vergegenwärtigen als jede mehr mimetische Darstellung es vermöchte.

War bisher von den Bemühungen um die neue Kunst um 1910 die Rede, die sich in München um den ›Blauen Reiter‹ konzentrierten, so steht ein Bild in dieser Sammlung stellvertretend für eben diese Bemühungen in der Künstlergruppe ›Brücke‹ in Dresden, Ernst Ludwig Kirchners ›Mädchen mit Katze, Fränzi‹. Alle Arbeit am natürlich sich gebenden, unakademischen Akt, der gesamte Lebensentwurf als völlig selbstgestaltete Umgebung im Atelier der Brücke-Freunde erlebt in diesem naiv-wissenden Mädchen zwischen Kind und Frau, das hier – lediglich mit zwei großen Haarschleifen bekleidet – in der Atelier-Ausstattung aus bemalten Möbeln, Vorhängen und Bodenbelägen sitzt, ihren Höhepunkt. Der Akt blieb für Kirchner ständige Inspiration seines sich wandelnden Gestaltungswillens bzw. die Frau allgemein. Die beiden Holzschnitte ›Akt mit schwarzem Hut‹ des Jahres 1912 und ›Frauen am Potsdamer Platz‹ von 1914 belegen die enorme formale und inhaltliche Bandbreite seiner Beschäftigung mit dieser Thematik, und dies auch in den graphischen Techniken, die er wie kein anderer bis an die Grenzen ihrer Möglichkeiten erprobte.

Kirchner, Sohn eines Papier-Ingenieurs, in der Hauptsache in Chemnitz aufgewachsen, wollte bereits auf dem Gymnasium Maler werden, studierte jedoch auf Wunsch der Eltern zunächst für einen Brot-Beruf. Unmittelbar nach Erlangung seines Architektur-Diplomes im Jahre 1905 gründete er mit seinen Freunden die Künstlergruppe ›Brücke‹. Mitbegründer war auch Karl Schmidt-Rottluff, Sohn eines Müllers aus Rottluff in der Nähe von Chemnitz, auch er Student der Architektur an der technischen Hochschule in Dresden. Ein auffallendes Gemeinsames zeigt sich an den hier gemachten kurzen Bemerkungen zu Leben und Entwicklung der Künstler dieser Sammlung bereits: Die Maler entstammen durchwegs wohlsituierten Bürger-Familien. Die älteren unter ihnen ergreifen zunächst einen ebenso bürgerlichen Beruf als gingen sie in Wartestellung für ihre besondere Aufgabe. Sie entschließen sich zur gleichen Zeit definitiv für die bildende Kunst und verspüren gemeinsam den unwiderstehlichen Drang, etwas völlig Neues, noch nie Dagewesenes in Bildern zu sagen. Und ein weiteres Gemeinsames: Auch Karl Schmidt-Rottluff tastete sich wie alle Brücke-Mitglieder und die meisten der Münchener Maler bis 1910 mit immer großzügiger nebeneinandergesetzten Pinselstrichen an die immer flüchtigeren Werte von Raum, Licht und Gegenstand. Er findet mit seinen Freunden dann den Durchbruch zur neuen Malerei in der Glut der Expression heftig gegeneinandergesetzter Formen und vibrierender Farbflächen. Seine ›Zwei Akte im Grünen‹ von 1913 sind beredtes Zeugnis hierfür und für den Drang der Brücke, den weiblichen Körper nicht nur in natürlicher Bewegung im Atelier sondern ebenso in der freien sommerlichen Natur zu beobachten, wie sie dies an den Moritzburger Teichen und später an diversen Orten der Ostseeküste taten.

Auch Emil Nolde war, wenn auch für kurze Zeit, Mitglied der ›Brücke‹. Er gehört zur Gruppe der Älteren unter den Malern dieser Sammlung. Auf einem Bauernhof im deutsch-dänischen Grenzgebiet aufgewachsen drängt es ihn früh zur Kunst. Aber auch er übt zunächst einen bürgerlichen Beruf aus, wenn auch in der Nähe zu seiner eigentlichen Berufung: 1892-97 ist er Lehrer für gewerbliches Zeichnen in St. Gallen. Auch sein Frühwerk beginnt um 1900 in München, wo er den Schritt in ein unabhängiges Künstlerleben wagt. Ihn zieht es jedoch nicht an den Alpenrand sondern nach Dachau zu Adolf Hoelzel. Ab 1902 lebt und arbeitet er, abgesehen von Reisen, in Berlin und auf der Ostseeinsel Alsen. Auch er findet nach impressionistischen Anfängen zu einem großzügigen Divisionismus. Sein Werk ist jedoch bereits ab 1903 umfangreich und von ausgeprägtem persönlichem Stil. Schon früh werden Blumen und Blumengärten neben Figurenbildern und nordischen Landschaften mit Bauernhöfen zum bedeutendsten Vorwand für seinen malerischen Ausdruckswillen. Zur neuen Malerei expressionistischer Ausprägung findet er 1910 in Szenen der Bibel. Formale Fragestellungen lösen sich bei Nolde jedoch in absoluter Dominanz der Farbe, zumindest in den Gemälden, wie auch die Beispiele ›Ingeborg‹ und ›Mann und junge Tochter‹, bereits von 1919 und 1926, durchaus noch bezeugen. Das intensivere formale Engagement in den Szenen der Bibel und eben des Tanzes belegt die Farblithographie ›Tänzerin‹ von 1913.

Lovis Corinth, dessen Werk bereits in den 70er Jahren des vergangenen Jahrhunderts einsetzt, und Max Beckmann, einer der jüngsten Künstler dieser Sammlung, gehören zu den Ausnahmen: beide blieben von den einschneidenden Neuerungen der Kunst um 1910 zunächst unberührt. Erst existenzielle Krisen brachten den Durchbruch, die schwere Erkrankung Corinths 1912-13 und die Erfahrungen des 1. Weltkrieges für Beckmann.

Was aber geschah in diesen für die Kunst so entscheidenden Jahren um 1910 im Leben dieser Künstler, in Ihrer Umgebung, in der Welt? In welcher Beziehung stehen Ihre Werke zu diesem Geschehen? Was sagen Sie darüber aus?

Am Vorabend des ersten Weltkrieges steht die Menschheit am bisher bedeutsamsten und einschneidensten Wendepunkt der Entwicklung ihres Selbstverständnisses, ihrer Weltsicht. Wissenschaft und Technik haben die Lebensbedingungen grundsätzlich verändert. Das Denken in allen Bereichen mußte diesen veränderten Bedingungen gerecht werden. Aus einer seit ihren Anfängen statischen Gesellschaft, in die der Einzelne eingebunden war, entwickelte sich eine dynamische, in der nicht nur Außenseiter sondern mehr und mehr ein jeder, gleich welcher Herkunft und welchen Geschlechtes, sich jeweils dort einordnen konnte, wo er es nach Glück und Können vermochte. Welch radikale Umdenkprozesse die Menschheit erlebte, erwies sich bereits vor, aber vor allem während des Weltkrieges, als immer mehr diesen und den Krieg an sich als legitimes Mittel der Politik in Frage stellten. Ja selbst bezüglich des ewigen Schuld-Sühne-Komplexes, in welchem z.B. die Dichtung Richard Wagners trotz seiner in seiner Zeit durchaus modernen Musik noch so völlig befangen war, kam man zu befreienden Gedanken. Die Medizin wurde der Krankheits-Plagen der Menschheit Herr, die Agrarwirtschaft des Hungers. Dies alles geschah nicht nur in einem kleinen Teil der Welt sondern teilweise weltumspannend. Ozeanriese, Funk, Auto und Flugzeug verkürzen die Faktoren Zeit und Distanz erheblich. Selbst die kleinsten Bestandteile der Materie geben ihre Geheimnisse preis: 1903 erhalten Pierre und Marie Curie den Nobelpreis. 1905 erschüttert Albert Einstein in seiner Relativitätstheorie die Vorstellungen von Makro- wie Mikrokosmos. Die Zunahme an Kenntnissen und Möglichkeiten war atemberaubend, die Abnahme konkreter Gründe der Angst ebenso.

Wir hatten in der Kunst um 1910 einschneidende Veränderungen und Neuerungen festgestellt. Besteht nun ein Zusammenhang mit den zuvor erwähnten Veränderungen in den Lebensbedingungen und Denkgewohnheiten des Menschen? Zunächst einmal – wir hatten es bereits festgestellt – gab es eine ganz direkte Einwirkung der neuen Technik auf die bildenden Künste: durch die Erfindung der Fotografie wurde die Kunst von einem Teilbereich ihrer Aufgabe entlastet, dem abbildenden. Dann war den beteiligten Künstlern die oben geschilderte Situation durchaus bewußt und August Macke weist auf allen verständliche ›Formen‹ in seinem Beitrag ›Die Masken‹ im Almanach ›Der Blaue Reiter‹, 1912, hin: »Wir haben in unserer komplizierten und verworrenen Zeit Formen, die jeden unbedingt ebenso erfassen wie der Feuertanz den Neger oder das geheimnisvolle Trommeln der Fakire den Inder. Der Privatgelehrte steht als Soldat neben dem Bauernsohn. Beiden fährt der Parademarsch gleichmäßig durch die Glieder, ob sie wollen oder nicht. Im Kinematograph staunt der Professor neben dem Dienstmädchen.« Nicht nur von der abbildenden Aufgabe, von jeglicher Aufgabe hatte sich die hier zur Diskussion stehende Kunst befreit, war geistige Avantgarde weit vor dem Stand der Gesellschaft und ohne deren Auftrag geworden. Einen kollektiven Auftrag an die Kunst hatte eine Gesellschaft, in der die Gründe kollektiver Angst und deren Kompensierung durch repressive Religionen sich wieder einmal drastisch vermindert hatten, nicht mehr zu vergeben, Grund für den sich nunmehr ständig steigernden Partikularismus der künstlerischen Möglichkeiten.

Um 1910 begegnen wir in München und Dresden – und nicht nur dort, in Rom und Paris geschah in Futurismus und Kubismus etwas durchaus Ähnliches wie auch in Giorgio de Chiricos ›Geheimnis eines Herbstnachmittages‹ in Florenz – Künstlern, die von einem inneren Drang erfüllt waren, die Kunst radikal zu erneuern, daß sie gar von einem ›Kampf‹ um sie sprachen. Jeder dieser Künstler gelangte, wenn auch in seiner durchaus eigenen Sprache, welche jeweils vom eigenen Erfahrungs- und Lebensweg geprägt war, zum gleichen Ergebnis, nämlich zum unmittelbaren Ausdruck, ja zum unmittelbar sich mitteilenden Kunstwerk, frei von jeder Mittelbarkeit wie etwa vordergründigem Gegenstand oder Historie und ohne intendierten ablesbaren Inhalt etwa nach dem Willen eines Auftraggebers oder auch den Idealen des Künstlers selbst. Zum ersten Male seit ihrem Entstehen erscheint die Kunst rein, losgelöst von direkten Aufgaben, als faszinierendes aber auch beunruhigendes Erlebnis für die Träger einer besonderen Begabung, die Künstler, welche oft monatelang um den reinen Klang um die reine Form einer einzigen Komposition ringen. Auch die Musik streift um 1910 das Korsett von Tonalität und Bedeutung ab. Arnold Schönberg fordert im genannten Almanach ›Der Blaue Reiter‹: »rein musikalisch zu verstehen, was Musik zu sagen hat.«, und er geht weiter: »Aber es sind Anzeichen vorhanden, daß sogar die anderen Künste, denen Stoffliches scheinbar näher liegt, zur Überwindung des Glaubens an die Allmacht des Verstandes und des Bewußtseins gelangen. Und wenn Karl Kraus die Sprache Mutter des Gedankens nennt, Wassily Kandinsky und Oskar Kokoschka Bilder malen, denen der stoffliche äußere Gegenstand kaum mehr ist als ein Anlaß, in Farben und Formen zu phantasieren und sich so auszudrücken, wie sich bisher nur der Musiker ausdrückte, so sind das Symptome für eine allmählich sich ausbreitende Erkenntnis von dem wahren Wesen der Kunst.« Er fordert den Betrachter auf: »sich an das zu halten ..., was das Kunstwerk geben will, und nicht an das, was sein äußerer Anlaß ist.«

Daß sich etwas ganz Außerordentliches ereignete und daß die reine und freie, ja absolute Möglichkeit der Kunst sich nicht im luftleeren Raum, sondern in größeren Zusammenhängen entwickelte, war den beteiligten Künstlern selbst bewußt. So bemerkt Franz Marc in seinem Beitrag ›Zwei Bilder‹ im Almanach: »Es sind eigenwillige, feurige Zeichen einer neuen Zeit, die sich heute an allen Orten mehren. Dieses Buch soll ihr Brennpunkt werden, bis die Morgenröte kommt und mit ihrem natürlichen Lichte diesen Werken das gespenstige Ansehen nimmt, in dem sie der heutigen Welt noch erscheinen. Was heute gespenstig scheint, wird morgen natürlich sein.« Nicht nur die tiefgreifende Veränderung des Neuen war ihnen also bewußt, sondern auch dessen langfristige Perspektiven für die Zukunft. Kandinsky hierzu in seinem Beitrag ›Über die Formfrage‹: »Diese Merkmale einer großen geistigen Epoche (die prophezeit wurde und heute in einem der ersten Anfangstadien sich kundgibt) sehen wir in der gegenwärtigen Kunst.«

Was um 1910 in der Geschichte der Kunst geschah, entsprach dem, was in der Geschichte der Menschheit zu diesem Zeitpunkt allgemein geschah: radikale Neuerung und Umdenken. Insofern ist diese Kunst ›Ausdruck ihrer Zeit‹. Kandinsky, der große Theoretiker, formuliert das in seinem Beitrag ›Über die Formfrage‹ im Almanach so: »Und endlich hat auch jede Zeit eine ihr speziell gegebene Aufgabe, die durch sie mögliche Offenbarung. Die Abspiegelung dieses Zeitlichen wird als *Stil* im Werke erkannt« und »Der unaufhaltsame Drang von heute, das rein Kompositionelle zu offenbaren, die künftigen Gesetze unserer großen Epoche zu entschleiern, ist die Kraft, die die Künstler auf verschiedenen Wegen zu einem Ziele zu streben zwingt.« Die einzelnen Künstler gestalten dies in ihrer persönlichen Sprache eigener Erfahrung, die jeweils zu einer bildnerischen ›Legende‹ wird. Das Tier bei Marc und Fränzi bei Kirchner sind Vorwände, nicht Ziel. Künstlerisches Wollen ist zum ersten Male rein zu erkennen, von allen mittelbaren Gefühlen, Erinnerungen, Allusionen befreit, Ausgangspunkt neuer ungeahnter Möglichkeiten.

Was um 1910 entsteht, ist aber nicht ein einheitlicher Zeitstil, wie Kandinsky schrieb, sondern mehrere grundsätzliche und neue Möglichkeiten der Kunst, die expressive, die gegenstandslose und die surreale, wir sahen es bereits. Diese waren so radikal neu, daß noch heute, fast ein Jahrhundert danach, die Kunst der Gegenwart in immer neuen Kombinationen und Erweiterungen von ihnen zehrt. Konsequenterweise bezeichnen wir denn auch alles seit 1910 Geschaffene nach wie vor mit dem Begriff ›Moderne‹. Sie ist eine immer noch nicht abgeschlossene Epoche der Kunst, an deren Anfang Urknall-ähnlich die großen bildnerischen Erfindungen standen, auf die sich diese Sammlung konzentriert. Am Ende der Entwicklung eines inzwischen kaum mehr überschaubaren ›Universums‹ von unzähligen Galaxien und Einzelsternen der Kunst aus diesem Urknall-ähnlichen Anfang sind wir noch nicht angekommen. Genauso wie die für die Situation um 1910 bedeutungsvollen radikal neuen Errungenschaften des Denkens auf allen Gebieten sich zwar enorm ausgebreitet und entwickelt haben, jedoch noch keineswegs Gut aller Menschen wurden (Man denke nur an einige genannte Beispiele: z.B. bezüglich Schuld und Sühne an den heutigen Stand der katholischen Kirche, z.B. bezüglich Krieg, Demokratie ...), genauso hat die Kunst die damals eröffneten Möglichkeiten noch keineswegs ausgeschöpft.

Am Beginn dieses heutigen Universums der Kunst von schier unendlicher Vielfalt standen die um 1910 entstandenen Werke, Auslöser ungeahnter Kräfte, Inkunabeln einer neuen Zeit, in deren Entwicklung wir immer noch mitten darin stehen. Daher ihre noch ungebrochene Faszination, da – obwohl drei Generationen alt – immer noch neu immer noch hochaktuell erscheinend. So ist auch verständlich, daß die auslösenden Urbilder unserer Gegenwart eine derartige Anziehungskraft besitzen, daß heute noch Sammlungen entstehen wie die hier vorliegende, in einer Zeit, in der ein solches Unterfangen enormes Engagement voraussetzt. Eine derartige Beschäftigung mit den ganz konkreten Urbildern der Anfänge unserer Gegenwart wird hoffentlich dazu beitragen, das Postulat Kandinskys in ›Über die Formfrage‹ im Almanach zu erfüllen: »Doch soll es jedem von selbst klar werden, daß das Mitwirken der Freiheit und des Geistes früher oder später sich überall abspiegeln wird.« Und daß in 1000 Jahren die dann lebende Menschheit, wie wir am Anfang bemerkten, in den Zeugnissen der Kunst um 1910 das erkennen wird, was Kandinsky im eben erwähnten Aufsatz bereits 1912 sah: Sie »spiegelt nicht nur den schon eroberten geistigen Standpunkt ab, sondern sie verkörpert als eine materialisierende Kraft das zur Offenbarung gereifte Geistige.«

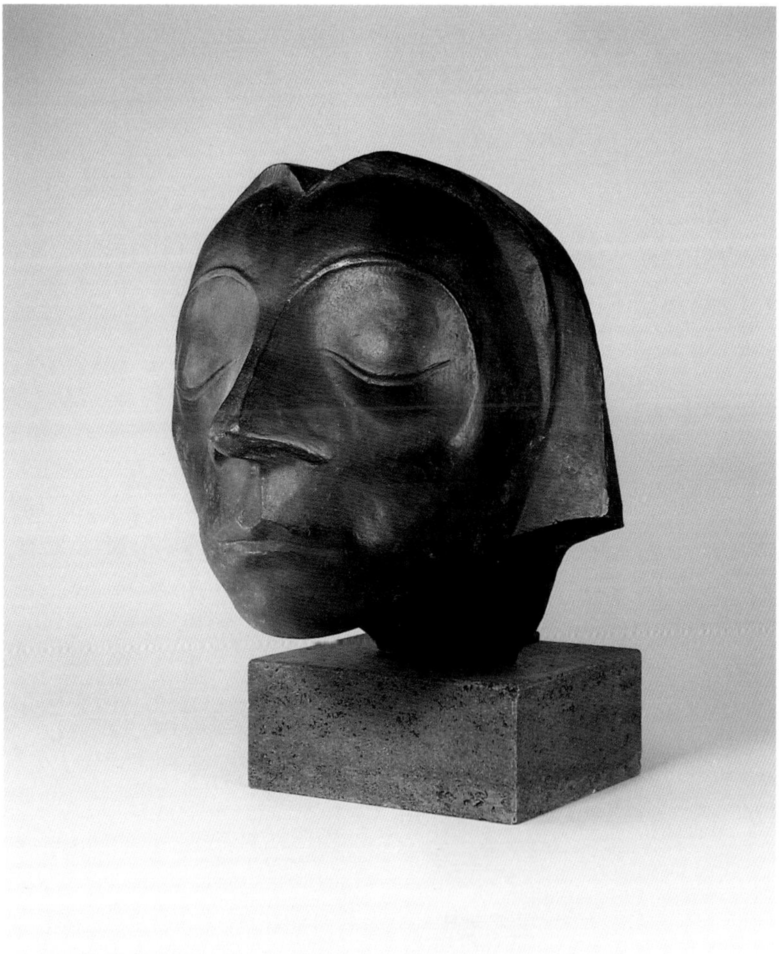

Ernst Barlach
Geboren 1870 in Wedel (Holstein);
gestorben 1938 in Rostock.

Kopf des Güstrower Ehrenmals

1927
Guß aus den dreißiger Jahren
Schult I 337

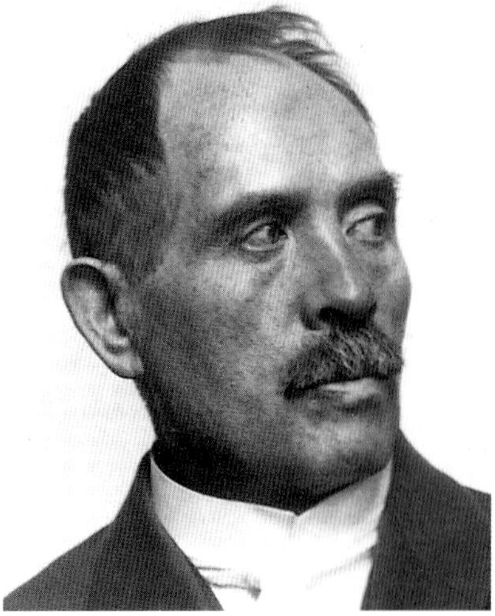

Lovis Corinth

Geboren 1858 in Tapiau/Ostpreußen; gestorben 1925 in Zandvoort/Holland. 1876-1880 Studium an der Kunstakademie in Königsberg bei Otto Günther. 1880 Übersiedlung nach München. Fortsetzung des Studiums an der Akademie bei Ludwig von Loefftz. 1884-1887 mit Unterbrechung in Paris an der Académie Julian bei A.W. Bouguereau und Tony Robert-Fleury. 1887-1888 in Berlin. 1888-1891 Rückkehr nach Königsberg. 1891 Übersiedlung nach München. Kontakte zu den Malern der ›Freien Künstlervereinigung‹, der ›Sezession‹ und des ›Simplizissimus‹. 1901 Umzug nach Berlin. Eröffnung einer eigenen Malschule. Seit 1902 im Vorstand der ›Berliner Sezession‹. 1906 Beginn der autobiographischen Aufzeichnungen. 1907-1911 zahlreiche Reisen durch Belgien, Holland und nach Paris und Kassel. 1915 Ernennung zum Präsidenten der ›Berliner Sezession‹. Seit 1918 jährlich längerer Aufenthalt in Urfeld am Walchensee. (Foto: Hugo Erfurth, um 1918)

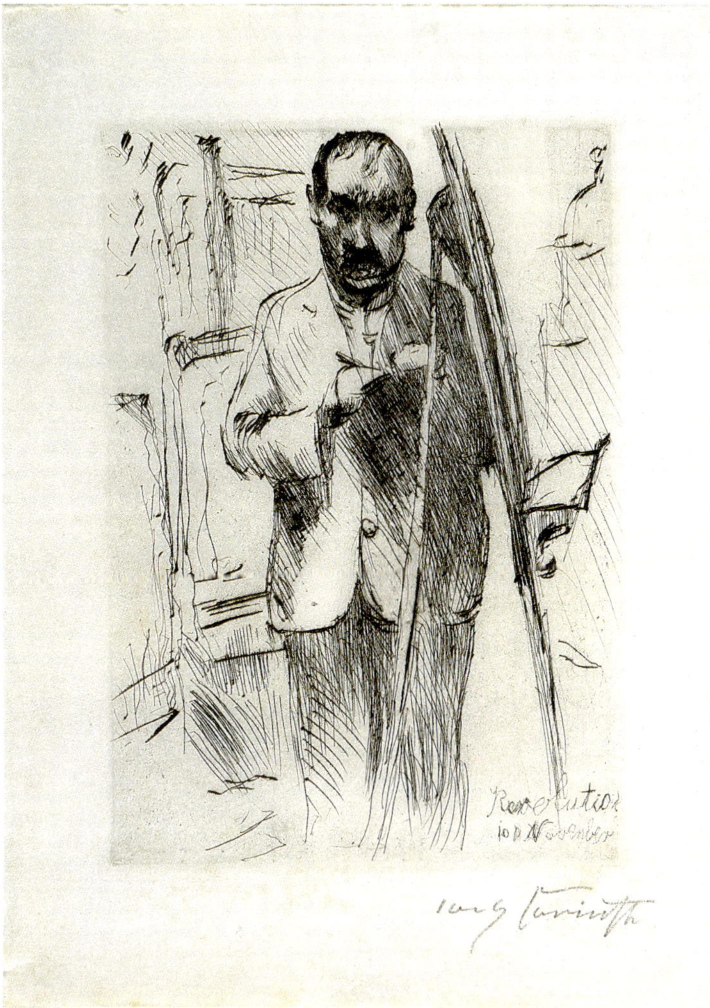

Lovis Corinth

48 **Selbstbildnis an der Staffelei**

1918, Radierung,
25 x 18 cm
signiert unten rechts
Schwarz 337

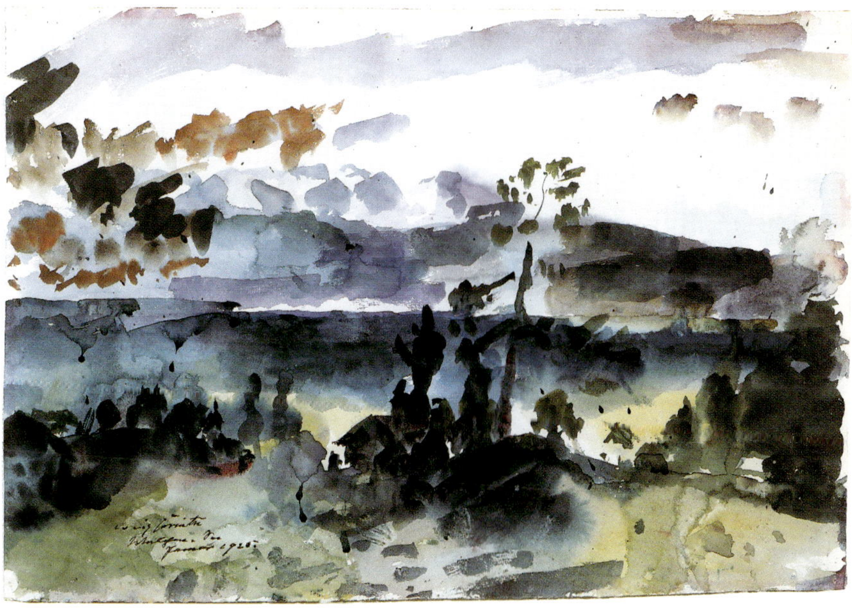

185

Lovis Corinth

49 **Walchensee**

1925, Aquarell, 34,5 x 50,5 cm
signiert, bezeichnet und datiert unten links

Lovis Corinth

50 Walchensee Junimond

1920
Öl auf Karton, 59 x 72 cm
signiert und datiert unten rechts
Berend-Corinth 810; Abb. 809

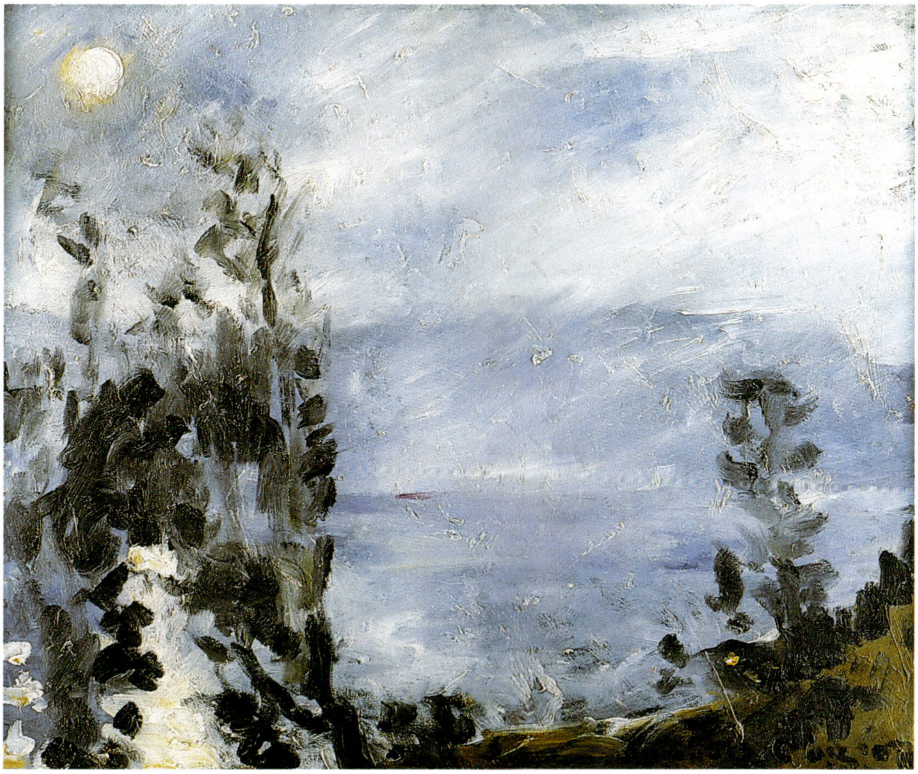

»Das Unbewußte ist Leib«

Bemerkungen zu den Werken von Max Beckmann in der Sammlung der Firmengruppe Ahlers

Stephan von Wiese

Der Rätselcharakter des Werks von Max Beckmann hat zu immer wieder neuen Erklärungsmodellen Anlaß gegeben. Man ist dabei vielen Aspekten des ideengeschichtlichen Hintergrunds auf die Spur gekommen, und in der Tat ist und bleibt die Entfaltung eines bestimmten ›Vorstellungsgeflechts‹[1] im Laufe des bewegten Lebens ein Faszinosum.

Andere Interpretationen sahen im Werk vor allem Reflex der Biographie. Vielfach wurde bei diesen Deutungen der wesentliche Impetus der Profession des Malers aber auch verschüttet. Kunstwerke konstituieren – wenn sie sich als originär erweisen – jeweils autonome Bedeutungsgefüge, die wohl von Ort und Zeit gefärbt sind, deren bildstiftender Grund dem Künstler aber nicht immer bewußt gewesen sein muß. Mit der produktiven Kraft des Unbewußten, so wird zu sehen sein, hat Beckmann selbst durchaus gerechnet. Es soll hier als Kategorie vorsichtig in den Beckmannschen Werkzusammenhang eingeführt werden.

Denn hermeneutische Fragen wie diese werden von der ebenso akzentuierten wie gewichtigen Werkgruppe Beckmanns in der Sammlung der Firmengruppe Ahlers – fünf Gemälde, ein Aquarell, mehrere Zeichnungen – wie von selbst aufgeworfen. Die Werkgruppe stellt die Beckmann-Forschung nämlich insofern auf herausfordernde Weise erneut auf die Probe, als die hier versammelten Bilder bisher einerseits wenig berücksichtigt, andererseits reich an Fragestellungen sind. Drei Werke heben

1. Vgl. Friedhelm W. Fischer, Max Beckmann – Neue Wege zum Verständnis seiner Kunst, Neue Zürcher Zeitung, 27. Juli 1969, Nr. 453 (Fernausgabe Nr. 204)

2. Vgl. Max Beckmanns Briefe an Ludwig Thormaehlen, 14. Juni 1926; an Günther Franke vom 24. Juni 1926. Dort heißt es: ›Das Badebild ist ein wichtiges Bild aus meiner Arbeit keineswegs anstößig im Motiv und sehr heiter.‹ Ein Fundus von Bleistiftzeichnungen aus Viareggio, September 1925, lag diesem ersten bedeutenden Bild des ›Südmeers‹ zugrunde. Beckmanns Briefe von 1925 bis 1937 sind publiziert in: Max Beckmann, Briefe. Band II, München 1994 (Hrsg. St. v. Wiese)

sich dabei zunächst besonders hervor. Den Anfang macht dabei das frühe, überraschend mächtige, ja kolossale ganzfigurige Portrait der sitzenden Quappi (›Quappi in Blau im Boot‹), das 1926 auf der zweiten Italienreise des neuvermählten Paars erste Form fand (Abb. S. 207). Das Bild findet sich vorbereitet durch das bereits im Frühjahr 1926 fertiggestellte, zunächst ›Badende im Meer‹ betitelt, Werk ›Die Barke‹[2] – Ergebnis der vorausgegangenen Italienreise von 1925 –; es weist voraus auf die Mitteltafel des Triptychons ›Departure. Abfahrt‹, 1932, 1933-35. Kunsthistorisch ist das – bisher wenig wahrgenommene – Echo auf Picassos monumentale Frauenfiguren ab 1920 signifikant. Das Bild entstand in einem bewußt-unbewußt gewählten Moment, denn auf den mythischen Bedeutungszusammenhang ›Südmeer‹ war Beckmann, wie die Briefe an Quappi zeigen[3], bereits im voraus eingestimmt. Dieser Moment öffnete Beckmanns Bildwelt nun für neue Ausdrucksqualitäten, hin zu mythischer Weite und Wucht – es ist dies, wenn auch in Gestalt einer zeitgemäßen Diva, das Bild einer Göttin – und hin zu großer räumlicher Offenheit. Nach den beengten Bildern – noch im ›Traum in Neapel‹, später ›Galleria Umberto‹ genannt[4] zur Darstellung gebracht – folgen nun Visionen der Freiheit und Unendlichkeit.

Das Bild, 1926 als Gouache begonnen, wurde erst im Mai 1950 in New York in Öl beendet. Gerade daß es also bei der künstlerischen Fertigstellung Schwierigkeiten gab – die sich auch in der letztendlichen Fassung stets noch mitteilen –, macht die Schlüsselstellung dieses bisher wenig beachteten Werks deutlich, das eine Spanne von fast fünfundzwanzig Jahren umklammert. Erst im zeitlichen Abstand hat der Maler dieses Werk vollendet – oder vollenden können –, von dessen Vitalität und Mächtigkeit er ursprünglich geradezu überrumpelt worden zu sein scheint.

Ebenso singulär ist die ein gutes halbes Jahr nach der endgültigen Fertigstellung von ›Quappi in Blau im Boot‹ begonnene Leinwand ›Brillenladen‹, das letzte begonnene Werk des Künstlers überhaupt (Abb. S. 211). Am 21.12.1950, also sechs Tage vor seinem Tod, nahm der Maler mit der schwarzen Kohleunterzeichnung und den farbigen Pastellkreidestrichen das Bild in Angriff. Abrupt abgebrochen bleibt das Werk – gleichsam noch im Stadium des Vorbewußtseins – nun für alle Zeiten eine offene Frage und stellt als ein ›potentielles Gemälde‹ – die

3. Vgl. Max Beckmanns Brief an Quappi vom 14. August 1926

4. Vgl. Max Beckmanns Brief an Quappi vom 10. Oktober 1925: »Heute hab ich einen ›Traum in Neapel‹ angefangen. Das wird ein dolles Bildchen«. Am 29. Dezember 1925 heißt es in einem Brief an Quappi über das Bild: »Habe lieber das böse Bild fertig gemalt – Morgen wird es ganz fertig«.

unvollendete Leinwand wurde zurecht ins Werkverzeichnis der Gemälde aufgenommen – für Betrachter und Interpreten eine besondere, auch problematische Herausforderung dar[5]. Interpretieren heißt in diesem Fall auch ein unvollendetes Werk – von vielleicht vermächtnishaftem Charakter – im Geiste zu Ende führen, zu retten. Der Betrachter muß in den kreativen künstlerischen Prozeß selbst eintreten. Dies erscheint allerdings um so legitimer, als sich das Werk in seinen Grundzügen schon deutlich abzeichnet.

Das Thema des Unbewußten selbst wird im zentralen Motiv des unvollendeten Werks signifikant: In der Schaufensterauslage der Brillengestelle steht eine gipshafte weiße Büste mit einer Binde über den Augen, also ein Bildnis der Blindheit. Das Unbewußte ist das visionäre Vermögen der Blindheit, könnte man das Paradox des Bildes beschreiben: Mitten in einem bunten Warenangebot, das besseres Sehen verspricht, wird die existentielle Angst des Künstlers vor dem Erblinden – in dem Konkurrenzdruck der Hochburg des Kapitalismus besonders virulent – sichtbar.

Beckmann hat gerade auch auf die veränderte Zeitsituation mit seinen letzten New Yorker Bildern – schon in diesem Sinne sind sie Vermächtnis – reagiert. Das geradezu ›pophafte‹ Schaufensterbild ist hier wie ein Kommentar: Der Blinde – abgeschnitten vom Bewußtseinsfluß der Bilder der Außenwelt – erscheint gerade als der Seher inmitten der wahrhaft blinden Brillenwesen – die Brillengestelle erscheinen auf merkwürdige Weise wie mit einer anima versehen. Klassische Autoren bestärkten Beckmann in seiner Sicht der Dinge. So heißt es am 11. 7. 1950 im Tagebuch: »Las Empedokles zu Ende und Sophokles Ödipus. Schon lange wußten die Menschen über den Reinfall des Lebens«.

Die geblendete Figur – Ödipus – steht hier in einem direkten Bezug zur Wahrheits- und Welterkenntnis: Gegen den Zustand des Nicht-Wissen-Könnens und Nicht-Sehen-Vermögens als Schicksal des Menschen hat Beckmann als Künstler sein Leben lang gekämpft – die Darstellung des Nicht-Sichtbaren, des Nicht-Gewußten, des Unbewußten wurde so zum Programm, zum Mittel der Welt- und Kunsterkenntnis, wie dies eine New Yorker Tagebucheintragung vom 28.6.1950 besonders deutlich macht: ›Kurz zeitweilig, fühlt man schon die Kraft zum geheimnisvollen Speer in sich wachsen. Schien die Zeit wieder sinnvoller zu werden, schien die Möglichkeit eines fernen Sieges gegen das monströse Untier des Nicht-wissen-dürfen näher gerückt. Schon fühle ich die Dämonen, die lachend das junge Holz mir in der Hand zersplittern, bin

5. Vgl. St. v. Wiese, Der blinde Mensch. Gedanken zu Max Beckmanns unvollendetem Bild: ›Brillenladen‹, Typoskript (1992)

ich doch nur zum Zeugen meiner eigenen Ohnmacht geboren – zur Abendunterhaltung schrecklicher und unbekannter Wesen, die sich ihre Langeweile würzen mit dem Elend unserer Unwissenheit und Sterblichkeit – wird ein neuer Vorhang zurückgezogen von neuen Bildern ungöttlicher Grausamkeit? ... Corea ...‹

›Brillenladen‹, das erste und einzige dezidierte New Yorker Stadtbild Max Beckmanns, zeigt das Schaufenster als Fenster zum Sehen. Es wird eine chiffrenhafte Versuchsanordnung für – mögliche oder unmögliche – Erkenntnis sichtbar. Malerei thematisiert den Seh- und Erkenntnisprozeß, in dem sich die Bilder des Bewußtseins mit denen des Unterbewußtseins produktiv vermischen. Daher die vielen in sich verspiegelten Ebenen des Bildes.

Dieser Mächtigkeit des Leibes von ebenso mythischer wie realer Präsenz – wie im Gemälde ›Quappi in Blau im Boot‹ – und diese Wendung des Blickes nach Innen – wie ihn die Büste mit der Augenbinde im unvollendeten Werk ›Brillenladen‹ zeigt – steht der Blick auf die vorgebliche menschliche Urzeit in der Papierarbeit ›Frühe Menschen – Urlandschaft‹ von 1946, 1948/49, gegenüber (Abb. S. 209). Im faustischen Sinne ist dieses Blatt ein ›Gang zu den Müttern‹ – nicht zufällig ist die Darstellung stilistisch und inhaltlich mit Beckmanns Amsterdamer Zeichnung zu Faust II eng verbunden. Dieser ›Gang‹ setzte bei Beckmann schon Anfang der dreißiger Jahre ein, damals jedenfalls bekundete der Künstler sein neu erwachsendes Interesse für die Frühzeit der menschlichen Spezies im Brief an Reinhard Piper vom 22.2.1934: »Neben meinem Malberuf interessiere ich mich noch (außer für Frauen) sehr stark zur Zeit für Geologie und Astronomie. Wühle gern in der Zeit vor 4 000 vor Christus da ist es eigentlich am amüsantesten, wenn Sie bedenken, daß 200 000 vor Chr. positiv nachweisbar Menschen gelebt haben, die belebte Erde aber wahrscheinlich eine Million Jahre alt ist ... Dieses alles aber nur wegen dem Spezialfall Mensch, zu welcher wenig beneidenswerten Kategorie wir ja leider auch gehören, nicht nur aus ›historischen‹ Gesichtspunkten.« Wie um eine authentische Quelle für diese Beschäftigung mit der ›Urzeit‹ offenzulegen, hat der Briefempfänger handschriftlich den Buchtitel ›Urwelt Sage und Menschheit‹ von Edgar Dacqué vermerkt, diese ›naturhistorisch-metaphysische Studie‹, erschienen 1924 in München und Berlin, war auch nachweislich im Besitz Max Beckmanns, ohne daß hier allerdings vom Künstler – wie sonst häufig der Fall – Randkommentare vorgenommen wurde. Beckmanns Briefäußerung macht einen entscheidenden Gesichtspunkt deutlich: Die Rückwendung in die Vergangenheit geschah weniger aus historischem Forschergeist, sondern mehr zur anthropologischen und psychologischen Erkundung, also zur Erforschung der Spezies Mensch und damit nicht zuletzt der eigenen Person. Der Abstieg in die Vorzeit war ein Gang zur Genese des eigenen Selbst, also zu den Schichten des Nichtgewußten und des Unbewußten. Dieser Weg gleichsam in die Tiefe war ein künstlerischer, kein wissenschaftlicher. Assoziation und Intuition waren dabei die Verknüpfungstechnik, wobei bildhaftes Quellenmaterial, Traumgesichter und die Chiffrensprache der Realität sich hier unlösbar miteinander verbanden. Was der Titel des Aquarells vielleicht verspricht, nämlich die naturgeschichtliche Dimension, löst das Werk also gar nicht ein. Die abstrusen Gebilde, die hier in einer bedrohlichen Stafette teilweise erst aus ihren Eierschalen hervortreten – jedem figürlichen Signum könnte dabei eine einzelne Studie gewidmet werden, etwa der vielbrüstigen Gestalt in der Art des Kultbildes der Diana von Ephesos –, könnten statt ›frühe‹ Wesen ebensogut ›späte‹ Menschen darstellen, degenerierte Menschen der Zukunft nach einer irdischen Katastrophe. Die Dimension der Zeit – in Verweis auf Vergangenheit und Zukunft – ist nur allein eine Dimension menschlichen Bewußtseins. Im assoziativ erwachsenden Bildgefüge erhalten alle Details ihren Sinn erst zugewiesen. Die Rätselhaftigkeit ist integraler Bestand des Werks. Dies nun ist eine durchaus surreale Komponente im Werk von Max Beckmann. Interpretiert man die Manifestationen von Leiblichkeit in diesem oder ähnlichen Werken – etwa in dem Foltertraum des Gemäldes ›Hölle der Vögel‹ von 1938 – auch als mögliche Chiffren des Unbewußten, so stellt sich sogleich die Frage nach der Stellung Beckmanns zur Psychologie.

In den Randbemerkungen Beckmanns zu zwei Buchausgaben von Carl Gustav Jung – Freud-Schriften fanden sich in der Bibliothek des Künstlers anscheinend nicht – hat dieser seine kritische Distanz zum kollektiven Begriff vom Unbewußten festgehalten. Gegen die Aussage von C.G. Jung: »Aber ich bin keineswegs davon überzeugt, daß das Unbewußte tatsächlich nur *meine* Psyche ist, denn der Begriff ›Unbewußtes‹ bedeutet, daß ich seiner nicht einmal bewußt bin«, schreibt kommentierend Beckmann: »das ›Unbewußte‹ ist nicht Seele sondern ›Leib‹. Aber das zu wissen, dazu ist Jung zu sehr Dilettant«. Und an anderer Stelle heißt es weiterführend in den kommentierenden Randbemerkungen: »Seele ist ja Bewußtsein und ist nur Bewußtsein. Dagegen ist in dem Sinn ›unbewußt‹ der Leib«.[6] Diese kritischen Äußerungen gegenüber Jung – in den vierziger Jahren nieder-

6. Peter Beckmann, Joachim Schaffer, Die Bibliothek Max Beckmanns. Unterstreichungen, Kommentare, Notizen und Skizzen in seinen Büchern., Worms 1992, S. 358 f. Die Randbemerkungen finden sich in der 1940 in Zürich und Leipzig erschienenen Buchausgabe von C.G. Jung, Psychologie und Religion. Die Terry Lectures 1937, gehalten an der Yale University.

geschrieben – steht in einem anderen Randkommentar die eher positivere Haltung zur Lehre von Freud gegenüber: »Vor 20 Jahren, als Freud besonders grassierte, habe ich bereits festgestellt, daß wir von unseren ›Verdrängungen‹ leben[7]«. Freud wurde nun bekannterweise in den zwanziger Jahren von den Surrealisten intensiv rezipiert – vor allem seine Technik der Traumanalyse[8] – und in Anspruch genommen, dies wird Beckmann durchaus bewußt gewesen sein. Mit der Berücksichtigung der Kategorie des Unbewußten, verkörpert und manifestiert in der Leiblichkeit, also in der je-individuellen Existenz, öffnet sich somit ein neuer Deutungshorizont für das Werk Beckmanns mit durchaus grenzübergreifenden Nachbarschaften. Wichtig scheint dabei auch festzuhalten, daß die Lehre vom Arche-Typischen, der kollektive Begriff vom Unbewußten, vom Künstler dagegen abgelehnt wird – schon der Kollektivrausch der Nazizeit machte diese Lehre ihm sicher eher suspekt.

Es ist generell zu unterscheiden zwischen einer unbewußten Methode des Gestaltungsaktes – im Sinne eines freien intuitiven Laufs der Assoziationen – und der bewußten Thematisierung der Schichten des Unbewußten im Bild. Im zweiten Fall wird gerade das Dunkle, das Nicht-Gewußte durch den Künstler ans Licht gebracht, der Künstler agiert nicht unter einem psychischen Automatismus, sondern tritt gleichsam als Psychologe auf.

So wenig man diesen Deutungshorizont für das Werk Beckmanns ins Uferlose strapazieren kann, sowenig kann man ihn – in beiden Erscheinungsweisen – ganz ausblenden. Wilhelm Fraenger gab mit seiner Analyse des Gemäldes ›Der Traum‹, 1921, hier bereits 1924 in seinem Aufsatz ›Der Traum. Ein Beitrag zur Physiognomik des Grotesken‹ ein Interpretationsmodell. Zieht man die drei weiteren Beckmann-Gemälde aus der Sammlung der Firmengruppe Ahlers heran, so zeigt sich, daß die oben schon gemachten Bemerkungen zumindest ein Wegweiser sind. Sinnfällig manifestiert sich so Leiblichkeit als beherrschendes Motiv auch in dem Gemälde ›Garderobe (Die Anprobe)‹ von 1928 (Abb. S. 201). Der Titel ›Garderobe‹ deutet dabei auf einen weiteren Themenkomplex im Werk hin, dessen soziale wie psychische Dimension augenfällig ist: Die Darstellung der menschlichen Kleidung – nicht nur als Indiz für ein bestimmtes Rollenspiel im Welttheater – hat im Werk Max Beckmanns eine vielschichtige Bedeutung. Kleidung als zweite Haut kann hier als integraler Bestandteil von Leiblichkeit gesehen werden. Das Gemälde

7. ebenda S. 356. Dieser Kommentar findet sich zu: C.G. Jung, Die Beziehung zwischen dem Ich und dem Unbewußten, Darmstadt 1926
8. Vgl. Sarane Alexandrian, Le surrealisme et le rêve, Paris 1974

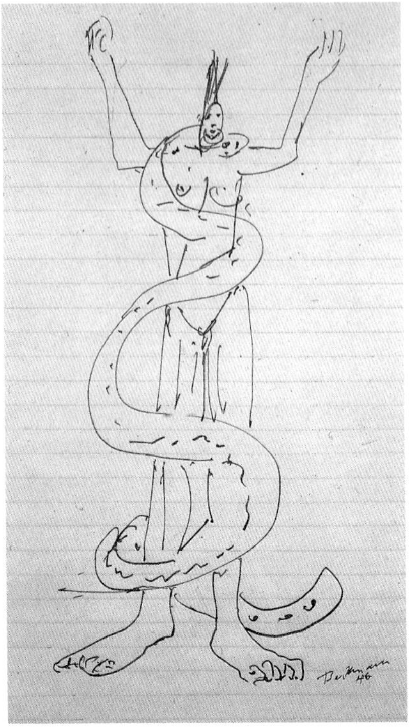

Max Beckmann: Mann, von einer Schlange umwunden, 1946, Federzeichnung
26 x 20 cm

›Garderobe‹ verbindet Kleidung und Entkleidung. Wie aus einem Panzer scheint sich der Körper der sich kämmenden Frau herauszuschrauben. In dem Kokottenbild ›Zwei Frauen auf dem Sofa‹ von 1937 (Abb. S. 203) ist die physisch-psychische Präsenz vor allem der dunkel gekleideten Frauengestalt mit dem bizarren Hut übermächtig, sie verdrängt gleichsam die zweite Bildgestalt von offener blühender Leiblichkeit. Gerade dieses Sich-Drängen, Verdrängen von leiblichen Figuren hat durchaus Bedeutung. Auch die mythische Bedeutungsebene – die Frau als Sirene oder als Sphinx schwingt in diesem Bild als Bedeutungsträger deutlich mit – hat durchaus eine psychologische Dimension. Die mythische Gestalt ist immer auch Projektion realer menschlicher Befindlichkeit. Den beiden mondänen ›Göttinnen‹ auf dem Sofa ist die Sphinxrolle gleichsam auf den Leib geschrieben, rätselhaft personifizieren sie auch unbewußte Triebe, Wunschvorstellungen, Ängste. Die Innenwelt – eingenistet, wie häufig bei Beckmann, in einer engen, fast ausweglosen Kammer – kehrt sich nach außen. Auch Landschaftsbilder haben durchaus

9. Zur Landschaftsmalerei Max Beckmanns vgl. Susanne Rother, Beckmann als Landschaftsmaler, München 1990. Vgl. auch Mathias Eberle, Individuum und Landschaft. Zur Entstehung und Entwicklung der Landschaftsmalerei, Gießen 1980

eine psychische Bedeutungsebene. Gegenüber den engen Räumen erscheinen sie als ein Moment der Befreiung, sind Versprechungen freier Luft. Das mitten in der Zeit der Verfolgung im holländischen Exil gemalte Bild ›Eisenbahnlandschaft mit Regenbogen‹, 1942, ist voller signifikanter symbolischer Hinweise (Abb. S. 205). Bei aller freien Malerei läßt sich die häufig bewußt ambivalente – wie mehrdeutig erscheint das Motiv der Eisenbahn in der Nazizeit! – Signifikanz der einzelnen Objekte, jeweils durch Form und Farbe sehr kalkuliert akzentuiert, nicht übersehen: Auch Landschaften sind ein Stück Innenleben[9].

Wie auf eine signifikante Formel gebracht scheint schließlich der hier angedeutete Fragenkomplex in der Zeichnung ›Mann, von einer Schlange umwunden‹ aus dem Jahre 1946. Auch diese freie Federzeichnung ist den Faust II-Illustrationen (1943/44) eng benachbart. Die aufrecht stehende Figur mit den erhobenen Armen – seit Beckmanns Aktzeichnungen für das unvollendete Gemälde der ›Auferstehung‹ im Ersten Weltkrieg meistens auch ein Bildnis des Sich-Ergebens ins Schicksal – wird hier bedeutsam von einem dämonischen Reptil umschlungen. Schon die Umkehrung der figürlichen Proportionen mit dem unendlich kleinen Kopf mit seinen zu Berge stehenden Haaren macht deutlich, daß dieses Blatt eher ein Bildnis menschlichen Unterbewußtseins als Bewußtseins ist. Die menschliche Figur und die sie umwindende Schlange sind nicht nur ein antagonistisches Paar, sie verschmelzen zugleich auch zu einem Wesen. Die Schlange bedroht die Figur – ist aber auch nach außen getragene menschliche Innenwelt. Die menschlichen Triebe sind dabei – naturphilosophisch gesehen – älter als die Menschheit selbst. Der Mensch trägt sie als sein Schicksal wie ein fremdes Tier in sich gleichsam zu Gast. Die Vielschichtigkeit des Symbols der Schlange ist offensichtlich.

Indem Beckmann in Bildern von tageheller Realität zugleich die menschliche Innenwelt nach außen trägt, kann man von einer Simultaneität des Realen und des Unbewußten sprechen. Für Beckmann wurde diese verspiegelte Mehrschichtigkeit zum bewußten künstlerischen Programm: »Das wichtigste ist jedenfalls, daß man ... diese gespensterhafte Welt zu einer Realität des Bildes bringt. Die einzig wirkliche Realität die es gibt. – Wirklicher sein als das Leben, ist wohl das Äußerste, was ein Mensch machen kann, und diesem reizenden Beruf unterziehe ich mich täglich[10].«

10. Vgl. Max Beckmanns Brief an I.B. Neumann, Paris, 17. März 1939; Beckmanns Briefe von 1937 bis 1950 sind publiziert in: Max Beckmann, Briefe. Band III, München 1996 (Hrsg. Klaus Gallwitz); Band I der Briefausgabe (Hrsg. Uwe M. Schneede) erschien 1993.

Max Beckmann

53 Garderobe (Die Anprobe)

1928
Öl auf Leinwand, 81 x 60,5 cm
signiert und datiert oben rechts
Göpel 282

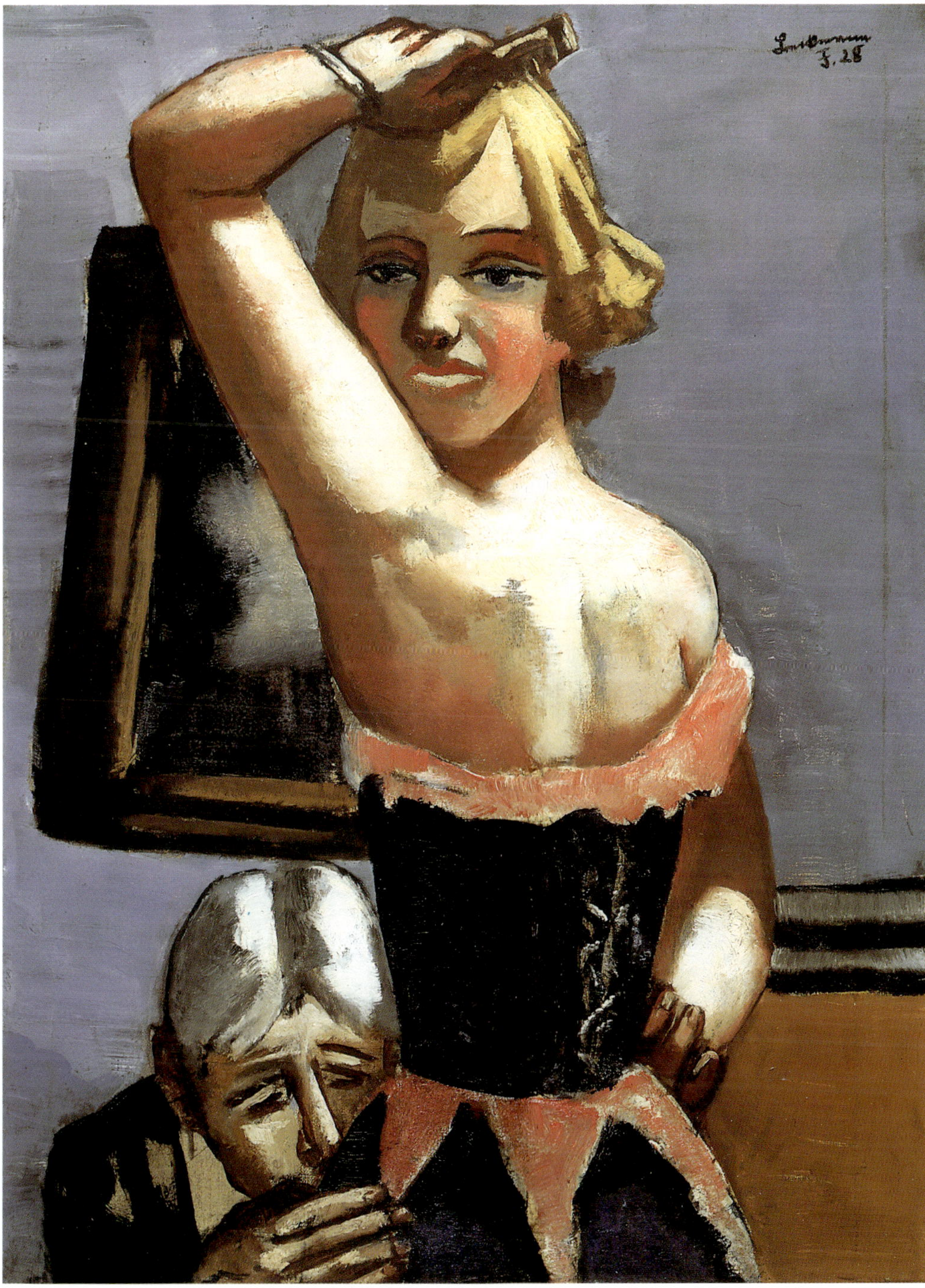

Max Beckmann

54 Zwei Frauen auf dem Sofa

1937
Öl auf Leinwand, 61 x 46 cm
signiert und datiert unten rechts
Göpel 484

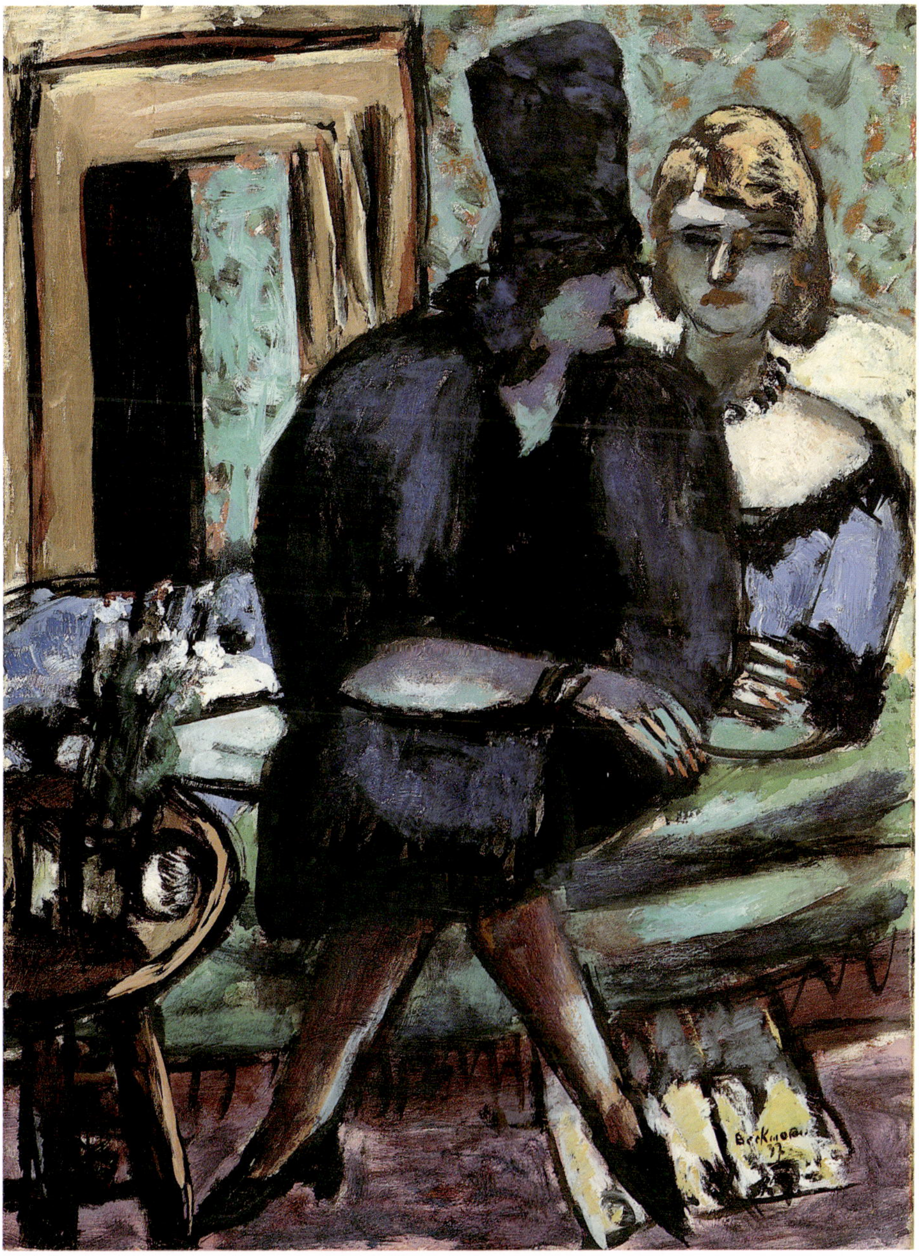

Max Beckmann

55 Eisenbahnlandschaft mit Regenbogen

1942
Öl auf Leinwand, 55 x 89 cm
signiert und datiert unten rechts
Göpel 600

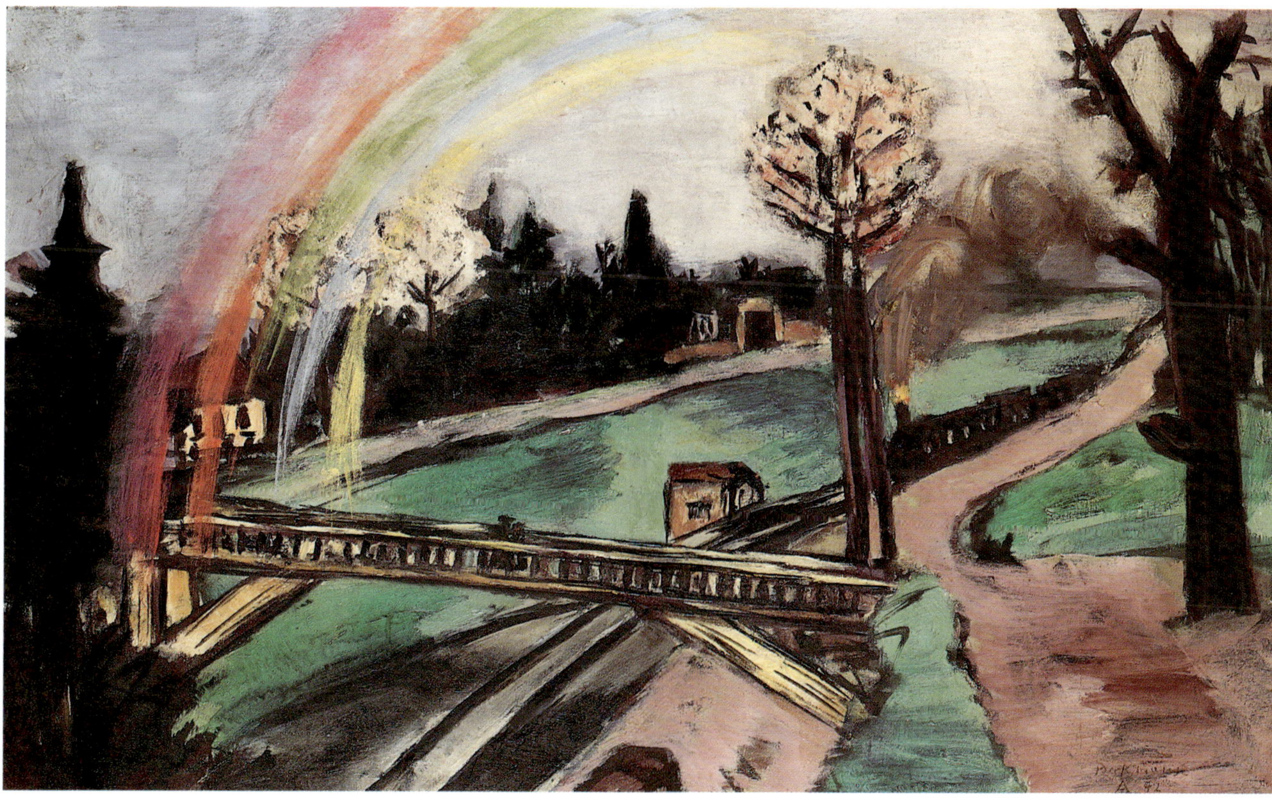

Max Beckmann

56 Quappi in Blau im Boot

1926/1950 vollendet
Gouache und Öl auf Papier auf Karton
89,5 x 59 cm
signiert unten rechts
Göpel 819

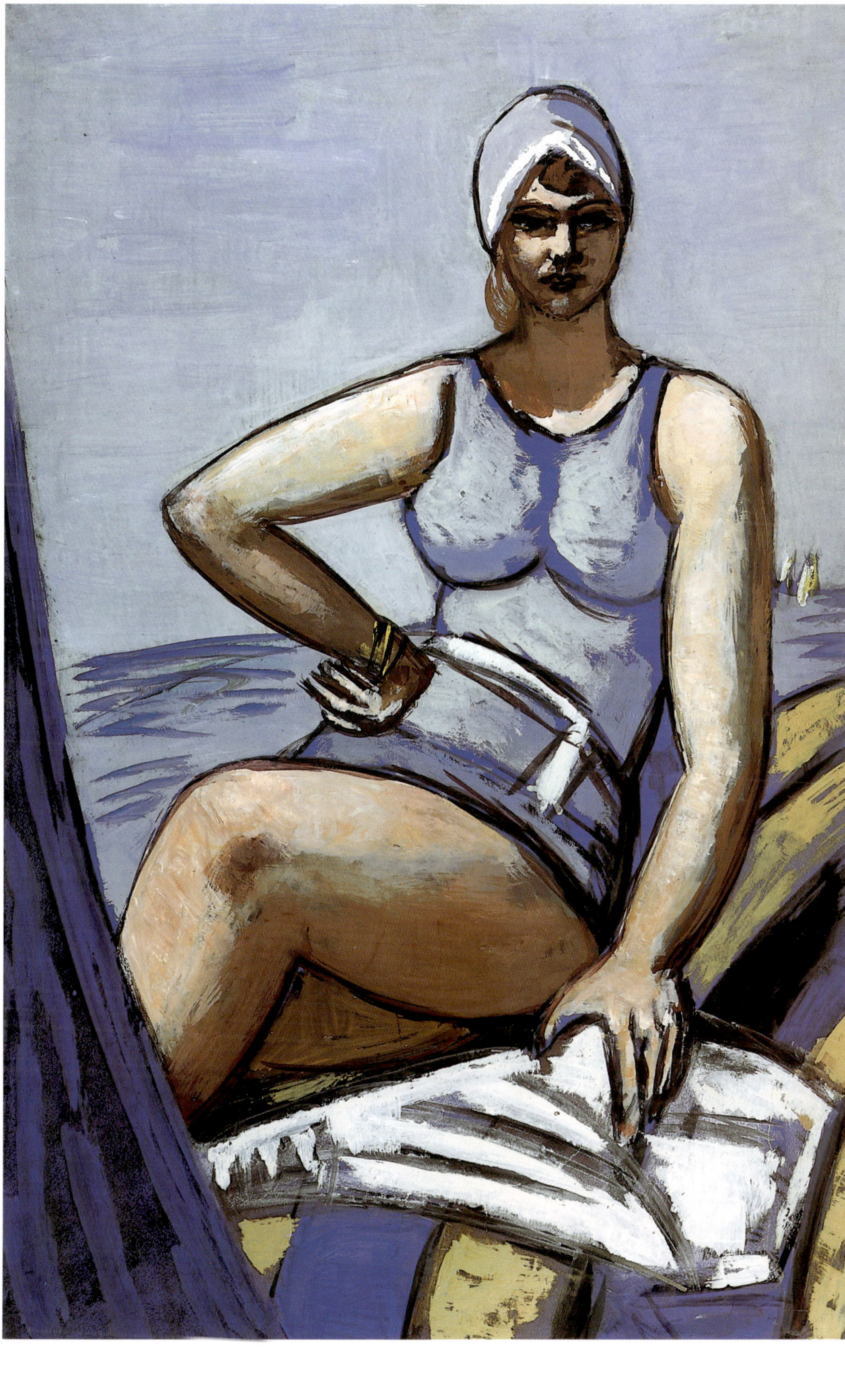

Max Beckmann

57 Frühe Menschen-Urlandschaft

1946 und 1948/49
Gouache/Aquarell und Tinte
49,8 x 64,5 cm, unbezeichnet
(Geschenk an Jane Sabersky)

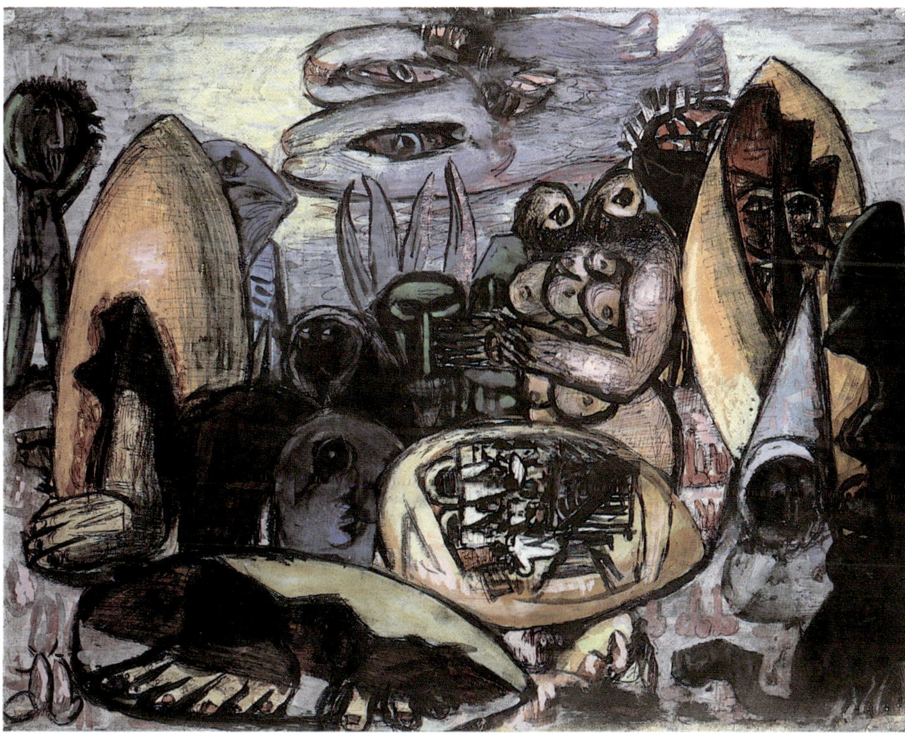

Max Beckmann

58 Brillenladen

1950
schwarze Tusche und
Pastellkreide auf Leinwand
101 x 127 cm, unbezeichnet
Göpel 835

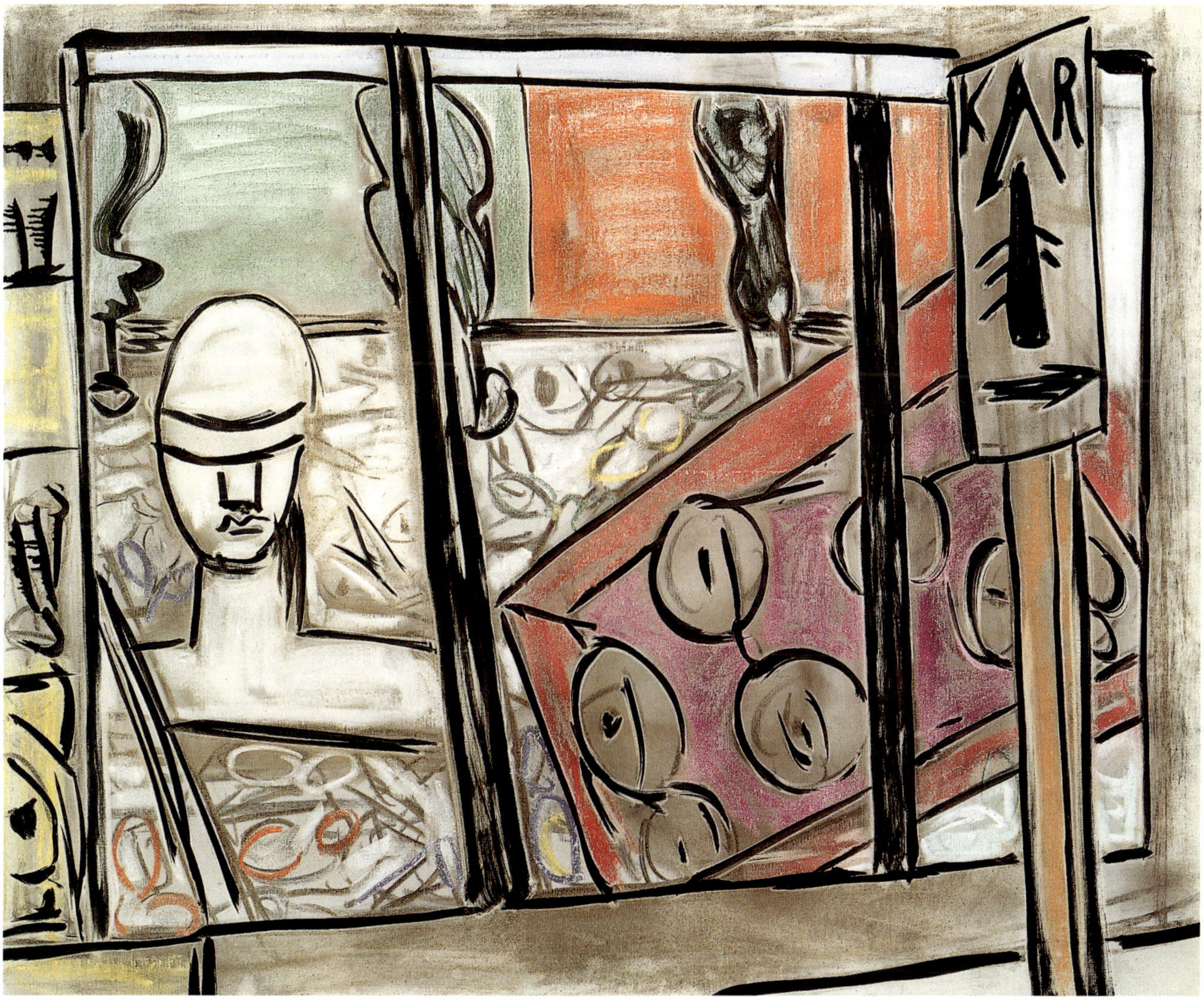
KAR

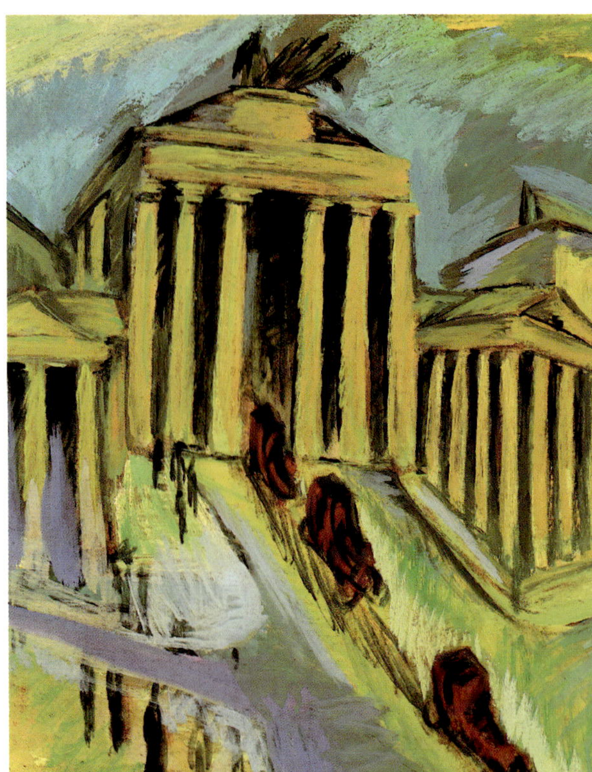

E. L. Kirchner, Brandenburger Tor, Berlin, 1915 (Ausschnitt) © Henze-Ketterer, Wichtrach/Bern